Nutrición Cetogénica contra el cáncer

Una alternativa deliciosa y saludable

Si este libro le ha interesado y desea que lo mantengamos informado de nuestras publicaciones, puede escribirnos a comunicacion@editorialsirio.com,
o bien suscribirse a nuestro boletín de novedades en:
www.editorialsirio.com

Título original: Ketogene Ernährung bei Krebs. Die besten Lebensmittel bei Tumorerkrankungen
Traducido del alemán por Carolina Gómez Herranz
Diseño de portada: Editorial Sirio, S.A.
Maquetación y diseño de interior: Natalia Arnedo

Director editorial: Richard Friebe

EDITORIAL SIRIO, S.A.
C/ Rosa de los Vientos, 64
Pol. Ind. El Viso
29006-Málaga
España

NIRVANA LIBROS S.A. DE C.V.
Camino a Minas, 501
Bodega nº 8,
Col. Lomas de Becerra
Del.: Alvaro Obregón
México D.F., 01280

DISTRIBUCIONES DEL FUTURO
Paseo Colón 221, piso 6
C1063ACC
Buenos Aires
(Argentina)

www.editorialsirio.com
sirio@editorialsirio.com

I.S.B.N.: 978-84-16579-99-0
Depósito Legal: MA-210-2017

Impreso en Imagraf Impresores, S. A.
c/ Nabucco, 14 D - Pol. Alameda
29006 - Málaga

Impreso en España

Puedes seguirnos en Facebook, Twitter, YouTube e Instagram.

Ulrike Kämmerer
Christina Schlatterer
Gerd Knoll

Nutrición Cetogénica contra el cáncer

Una alternativa deliciosa y saludable

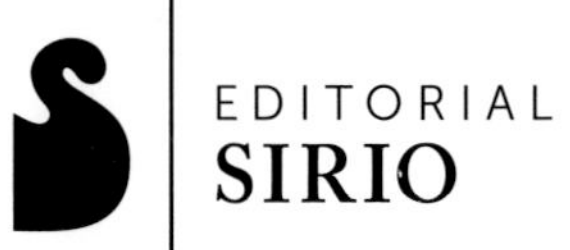

INTRODUCCIÓN

Solo las personas que se han enfrentado al diagnóstico «cáncer» saben lo que implica emocionalmente. Después del impacto inicial, dos preguntas vienen a la mente de los pacientes: «¿Qué pueden hacer los médicos por mí?» y «Qué puedo hacer por mí mismo?». En este libro trataremos de responder a esta última pregunta. A pesar de lo terrible que es saber que estamos enfermos, debemos recordar que nadie está desarmado frente al cáncer. Es importante contar con médicos competentes y comprensivos, pero no son las únicas opciones: los pacientes tienen en sus manos diversos modos de complementar la terapia. Por lo tanto, cuanto antes empiecen a actuar, más posibilidades tendrán de curarse, es decir, de influir positivamente en la evolución de la enfermedad y de nuevo llevar una vida activa y tan sana como sea posible.

La importancia que tiene la alimentación en la lucha contra el cáncer no sorprende a nadie. Lo mismo que nos alimenta a nosotros alimenta también a los tumores.

Además de nutrirnos, los alimentos activan en nuestro organismo un gran número de procesos que pueden contribuir a mejorar nuestra salud o a empeorarla. Lo que comemos puede ir más allá del abastecimiento de energía del tumor: en ciertos casos puede ayudar a que prolifere, en otros ralentizar su crecimiento y en otros incluso perjudicarlo.

Esto es una buena noticia, porque significa que podemos aprovechar los alimentos que ingerimos para lograr un efecto neutro o nocivo en el tumor.

Es la razón por la que las personas enfermas de cáncer deberían esforzarse por elegir, de manera precisa, aquellos alimentos y bebidas que nutren y fortalecen las partes sanas de sus cuerpos, sin que los tumores saquen provecho de ellos –e incluso mejor si los debilitan–. Estas personas deberían tomarse en serio el consumo de alimentos que permitan a su organismo crear sus propios remedios para luchar contra el cáncer.

Nosotros como autores del libro *Krebszellen lieben Zucker-Patienten brauchen Fett*[1] (publicado en 2012 por la editorial systemed-Verlag) estamos convencidos de que una alimentación pobre en glúcidos está indicada en la gran mayoría de los cánceres. Esta obra tenía como objetivo explicar las razones de nuestra convicción e indicar qué alimentos elegir; para ello presentamos, de manera detallada, los principios y argumentos científicos a favor de la alimentación pobre en glúcidos.

Este libro que tienes entre manos se diferencia en dos cosas del anterior. Por un lado, es una versión más breve, clara

1. «Las células cancerosas adoran el azúcar» –Los pacientes necesitan materia grasa.

y simplificada pero también más práctica y asequible, cumpliendo así las peticiones de muchos lectores que encontraron el primero demasiado científico, detallado y «estadístico», por citar algunas críticas. Por otro lado, se trata también de una puesta al día de las investigaciones y los descubrimientos científicos hechos desde entonces.

En estas páginas te mostramos los conocimientos actuales sobre las dietas muy bajas en glúcidos para la salud en general y para el tratamiento contra el cáncer en particular. Partiendo de esta base científica, recomendamos una alimentación que, a la vez que satisface las necesidades fundamentales de nutrientes, micronutrientes, vitaminas y fibra alimentaria, cubre de forma directa las necesidades de las personas con cáncer. Al cabo de un tiempo, el metabolismo de los enfermos de cáncer se modifica, de manera que una alimentación rica en glúcidos se hace cada vez más difícil de asimilar y resulta perjudicial para su salud. Por el contrario, una alimentación cetogénica, es decir, baja en glúcidos, puede fortalecer las células sanas de sus cuerpos y proporcionarles, de manera óptima, la energía y las sustancias que necesitan para renovarse, sin que las células tumorales se aprovechen de ello.

En este libro no te proporcionamos una dieta «milagro». Sus afirmaciones de ninguna manera pretenden deslumbrar asegurando que basta con seguir una alimentación pobre en glúcidos y que se pueda «matar de hambre» al cáncer dejando de comer azúcar y feculentos. No contiene ninguna declaración no comprobada ni ninguna teoría arriesgada. Estos últimos años, la leyenda urbana que sostiene que se puede «matar de hambre» a los tumores se ha extendido como la pólvora y algunos nos han acusado de propagarla en nuestro libro publicado en 2012. Basta con leerlo para ver que esto no es cierto.

En esta obra, explicamos cómo las personas que padecen cáncer pueden seguir una dieta cetogénica para sentirse mejor –a pesar de la enfermedad.

¿Qué es la «alimentación cetogénica»? Cuando una persona consume a diario alimentos y bebidas que contienen, a la vez, muy pocos glúcidos y una cantidad importante de materia grasa, su hígado fabrica un gran número de pequeñas moléculas llamadas «cetonas», «cuerpos cetónicos» o «ácidos cetónicos»: se dice entonces que sigue una alimentación –o una dieta– cetogénica. El hígado produce cetonas a partir de la materia grasa. Estas cetonas representan una excelente fuente de energía para casi todos los tejidos corporales, sin aportarles nada o casi nada a las células cancerosas. Con la alimentación cetogénica, los tumores tienen un acceso más restringido a su alimento principal: el azúcar. Por este motivo, las cetonas pueden frenar de muchas maneras el crecimiento y la proliferación de los tumores. Además, una persona que sigue una alimentación cetogénica no le impone, de ninguna manera, a su cuerpo unas condiciones «artificiales» o anormales. De hecho, a lo largo de la historia de la humanidad, los períodos en los que la alimentación del ser humano contenía pocos glúcidos eran la regla y no la excepción.

Estos últimos años hemos visto muchos descubrimientos que hacen pensar que la alimentación cetogénica no solo es inocua para los pacientes de cáncer, sino que, además, es beneficiosa para la gran mayoría de ellos. Hemos escrito este libro porque estamos convencidos de que esta alimentación constituye un excelente y seguro modo –aunque por desgracia aún desconocido– de ayudar a los pacientes, y es nuestro deseo ponerlo a disposición de todo aquel que esté decidido a ponerlo en práctica.

Queremos precisar que, más allá de la venta de este libro, ninguno de los autores tiene ningún interés económico vinculado con la alimentación cetogénica ni con ningún producto o servicio relacionado con el contenido de estas páginas. No vendemos productos de la dieta cetogénica. Tampoco damos conferencias lucrativas. Y al contrario que otros autores de libros sobre alimentación anticáncer, nosotros somos totalmente independientes. No nos afecta ningún conflicto de intereses.

Además, nosotros probamos lo que recomendamos. De hecho, todos hemos seguido la dieta que preconizamos aquí durante largos períodos de tiempo y algunos aún continuamos con ella.

Hablamos, pues, desde la experiencia: seguir una dieta cetogénica no solo es posible, también es agradable y delicioso. Podemos elaborarla sin mucho esfuerzo, usando productos congelados y precocinados, aunque es siempre mejor, por supuesto, cocinar uno mismo con ingredientes frescos y naturales. Pero de un modo u otro, la alimentación cetogénica es variada y sabrosa. Si por un lado elimina o sustituye las guarniciones a base de feculentos, incorpora por otro gran cantidad de vegetales y plantas aromáticas. Permite ser creativo en la cocina sin muchos esfuerzos. Ya sean entremeses, platos o postres, la alimentación cetogénica abre nuevos horizontes gustativos no solo a los enfermos, también a todos los que comparten mesa con ellos. Estos últimos pueden elegir: son libres de seguir acompañando sus platos de pasta o patatas –pero quizás

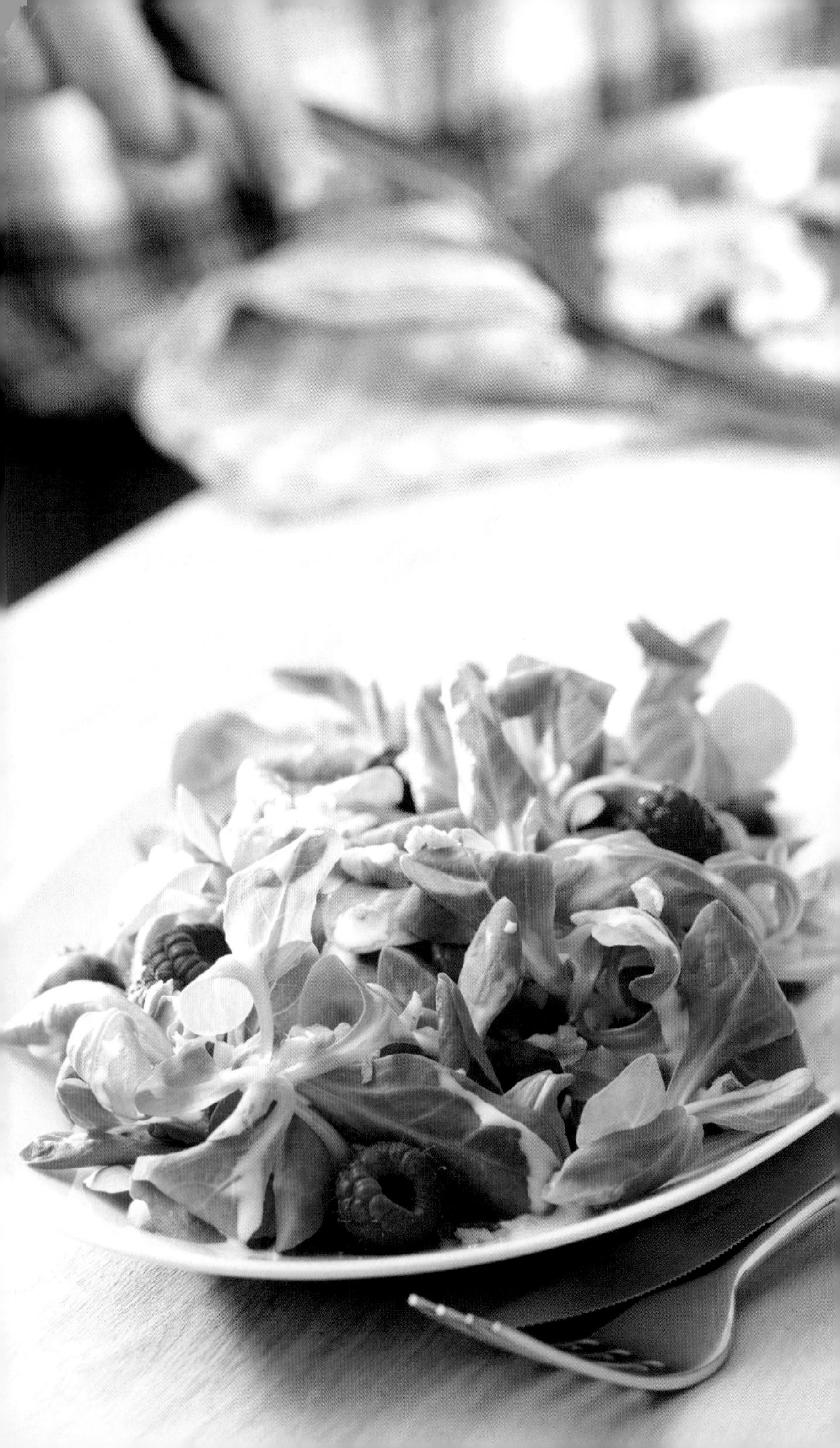

se den cuenta de que una alimentación pobre en glúcidos les hace mucho bien a ellos también.

Este libro es una propuesta. No queremos convencer a nadie ni imponer nada. Lo que pretendemos es informar al público de que existe una manera de alimentarse especialmente adaptada para las personas con cáncer.

Esperamos que os sea útil.

Constanza y Wurzburgo, diciembre de 2015

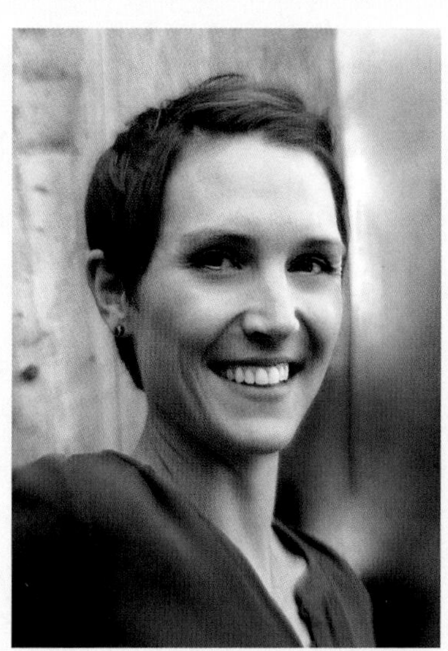

EXPERIENCIAS DE UNA PACIENTE,

POR CHRISTIANE WADER

«¡Usted tiene metástasis en el hígado!» Esta noticia hizo que se me viniera el mundo encima

Una vez concluida mi terapia de cáncer de mama, estaba reincorporada a mi puesto de trabajo. Había comenzado una nueva vida. Yo seguía escrupulosamente el consejo de los médicos que consistía en mantener un tratamiento complementario de deporte de resistencia combinado con entrenamiento de fuerza.

Después de toda la rutina de cuidados postoperatorios y reconocimientos, ahora surgía este diagnóstico.

Corría el mes de septiembre de 2011. En febrero del 2010 recibí mi primer diagnóstico de cáncer de mama.

Cuando el cáncer vuelve a aparecer y se comprueba que los órganos están afectados por la metástasis, la noticia puede resultar aún más deprimente que en el primer diagnóstico. A partir de este momento ya se puede considerar, en la mayoría de los tipos de tumor, que se trata de una enfermedad incurable. Te sientes indefensa, en especial cuando has hecho todo lo posible para evitar una recaída. En el ámbito personal las cosas tampoco suelen resultar muy distintas.

Yo logré evadirme de este estado de indefensión. A ello me ayudó que la metástasis fuera catalogada como operable y se pudo eliminar a las pocas semanas del diagnóstico. Fue muy distinto cuando, después del primer diagnóstico, yo comencé, de acuerdo con el consejo de los médicos, a practicar actividades deportivas y también a tratar de encontrar distintas posibilidades de coadyuvar con la terapia.

Mi diagnóstico de la metástasis surgió a raíz de una PET-CT (tomografía por emisión de positrones combinada con una tomografía computarizada). El procedimiento consistió en inyectar previamente una solución de glucosa con un marcador radioactivo para que fuera visible en el cuerpo. Eso es debido a que los tumores que están creciendo sienten gran avidez por el azúcar, que hace destellar precisamente las zonas en que están ubicados.

Mi marido fue informado por el Dr. Peter Heilmeyer, por aquel entonces director de la Clínica Überruh, de Isny, que esta apetencia por el azúcar que sentían las células tumorales no solo servía como elemento diagnóstico, sino que, a lo mejor, también podía aprovecharse con fines terapéuticos. Heilmeyer contaba con unos primeros resultados positivos en sus estudios del cáncer con una variante de alimentación que fuera baja en carbohidratos (*low-carb*).

Durante mis segundas sesiones de quimioterapia conocí a la Profesora Ulrike Kämmerer, de la Clínica Universitaria de Wurzburgo, que había informado de un primer estudio aplicando esta forma de alimentación a enfermos cancerosos de todo el mundo. A pesar de que aquel estudio solo arrojaba algunos resultados positivos en pacientes aislados, yo estaba firmemente decidida a pasarme al nuevo tipo de alimentación, a la dieta cetogénica.

La verdad es que yo no tenía nada que perder, por lo que la posibilidad de hacer algo me proporcionaba una energía suplementaria. Para plantearme una meta alcanzable y poder distinguir un horizonte, me propuse adoptar la dieta cetogénica durante dos años. Sin embargo, en aquellos momentos resultaba difícil conseguir buenas informaciones, ideas creativas y consejos sobre el tema, pues la primera edición de este libro apareció en el año 2014 y la primera obra escrita, igualmente en la editorial systemed-Verlag: *Krebszellen lieben Zucker-Patienten brauchen Fett,* de la Prof. Dra. Kämmerer y sus coautores, la Dra. habil.[1] Christina Schlattere y el Dr. habil. Gerd Knoll vio la luz en mayo del año 2012. Así me embarqué por aquel entonces en un incierto futuro cetogénico.

Sin embargo, antes del primer libro los autores ya habían redactado un folleto informativo que fue la base y fundamento de mis conocimientos cetogénicos. Además, y de forma adicional, la señora Kämmerer me proporcionó personalmente algunos buenos consejos personales que me resultaron muy útiles en los primeros días y semanas. Sin una obra de referencia como la que aquí se presenta, los comienzos son muy duros. Yo debía recopilar, trabajando como una hormiguita, todas las informaciones adicionales relativas al

1. «Habil», por habilitado, se refiere, en Alemania, al doctor que hace una tesis para ser profesor.

tema. Por aquellos tiempos no solo se carecía de una «cultura de masas» cetogénica sino que los ingredientes de esa cultura eran un artículo escaso. Los alimentos especiales no aparecían en las tiendas de Internet y eran difíciles de conseguir.

Así pasé mucho tiempo, superando los obstáculos cetogénicos cotidianos y buscando en Internet ideas sobre recetas y sus potenciales ingredientes. Además fisgoneé en todas las tiendas de alimentación y comercios de productos dietéticos de mi entorno. En lo que se refiere a los productos que pudieran resultarme útiles, yo tuve que constatar que la dieta *low-carb* seguida no resultaba, en muchas ocasiones, fácil de valorar correctamente.

Esto, irónicamente, es válido sobre todo para los productos naturales, pues en ellos no figuran datos de su valor nutritivo.

En la variante más estricta de la dieta cetogénica, con un máximo de 20 g de carbohidratos por día, este valor se supera rápidamente por un exceso de azúcar o féculas. Un puñado de pimiento rojo, por ejemplo, pesa cerca de 100 g y contiene 6,5 g de hidratos de carbono. Eso no constituye un tope excesivo a la hora de incorporar a la comida otros alimentos con glúcidos. La incorporación de los otros dos nutrientes básicos (proteínas y grasas) también se plantea de forma muy exigente. Alimentarse de forma auténticamente cetónica y conseguir una perfecta distribución de los nutrientes no es algo que resulte sencillo.

Ya sea por error o por ignorancia, es frecuente, por ejemplo, ingerir mucha proteína en comparación con la cantidad de grasa, sobre todo a causa de las advertencias contra las grasas que, durante decenios, nos han grabado en la mente los gurús de la nutrición. A estos últimos se les puede y se les debería despedir sin más y mantener la conciencia tranquila ante el progreso de los avances científicos. Un filete magro no debe constituir un ideal. Es mejor un filete con mucha mantequilla vegetal que, además, tiene un efecto cetogénico. También el yogur vegetal y los lácteos sin aceite añadido de lino o coco contienen claramente más del 21% deseado de proteína.

El objetivo no debe ser, por tanto, desterrar radicalmente los carbohidratos, sino incrementar adicionalmente las grasas. Yo acostumbro a suplementar mis platos con mantequilla, grasa o aceite. Hay veces que, a la hora de comer, consumo además un trozo de queso con una capa bien gruesa de mantequilla helada y de esa forma ajusto mi relación de nutrientes. Al comprar los artículos me preocupo de que haya una buena relación omega-3/omega-6 y de que sean de buena procedencia. Por ejemplo, la mantequilla debe estar preparada con leche de vacas que hayan sido alimentadas con pasto. La meta consiste, para mí, en consumir entre el 5 y el 9% de carbohidratos, con umbral superior en los 20 g; de proteínas un máximo del 21%. El resto de la energía lo obtengo de las grasas. Constituyen entre el 70 y el 85% de las calorías absorbidas.

¿Cómo comienzo yo, en vista de estas experiencias, a organizar a partir de hoy la adaptación práctica de mi alimentación cotidiana? ¿Cómo conseguir que, a pesar de la novedad y los ingredientes que, en principio, resultan extraños, la comida me resulte apetitosa? ¿Cómo se puede ser feliz con la dieta cetogénica y no tener una constante sensación de renuncia a los platos preferidos?

Y ahora algo que puede sonar banal: no hay nada mejor que ponerse manos a la obra. Y todo comienzo siempre tiene su encanto. ¡Por lo tanto solo hay que empezar, confiar y entregarse a la aventura y la novedad! Que quede clara una cosa: cada persona es distinta a las demás, por lo que no cabe pensar que haya un inicio perfecto, un único camino ideal. De vez en cuando algo fracasa, porque no tiene un sabor agradable o la preparación conlleva mucho tiempo. Esto no tiene nada que ver con el principio especial «ceto», sino con el principio general «novato». ¡No hay que desanimarse! Para mí, al principio, la base de mi iniciación estuvo constituida por un buen conocimiento de los valores nutritivos. Yo hice pruebas seleccionando alimentos que suministraran menos de 5 g de carbohidratos por cada 100 g de producto. En la «Parte 3» de este libro se compendia la información sobre los alimentos más adecuados.

Resulta muy eficaz concentrarse en aquellos alimentos de origen natural cuyos valores alimenticios sean los adecuados en lugar de pensar insistentemente en los que a partir de ahora van a ser desterrados de nuestra mesa (por ejemplo, arroz, pasta o patatas). Lo que resulta realmente más inspirador es escuchar a tu propio apetito y responderle con creatividad. Ese es un gran primer paso para funcionar con la «ceto-cocina».

En el almuerzo y la cena resulta fácil readaptarse. En ellos solo se debe contar con una guarnición que sacie el hambre sustituyendo el arroz, por ejemplo, por una o varias verduras aliñadas con un buen aceite. Seguro que te vendrán a la cabeza una u otra de esas comidas consideradas «normales», pero podrás cambiar las patatas por un estupendo puré de chirivías con calabacín. Así seguro que todo resultará cetogénico desde el primer día e igualmente obtendrás experiencia culinaria.

De hecho se renuncia comparativamente a pocas cosas pero se gana en otras muchas.

¿Qué se puede desayunar? Ya no se puede tomar ni el muesli normal ni los panecillos, pero, de todas formas, también existen innumerables posibilidades. Mi desayuno predilecto era un gran cuenco de ensalada de frutas con yogur que he sustituido por algunas frambuesas sobre pasta de almendras y requesón. ¿Has probado alguna vez la papaya? Los crepes de huevo, queso fresco y harina de coco tienen un sabor extraordinario. Una mezcla de nueces, semillas y algunas especias constituyen una buena base para el muesli, basta ponerla en remojo y cocerla para formar una granola. Es adecuada para llevar a la oficina y usarla como tentempié. Por lo demás, cualquier plato de huevos con aceite o una buena mantequilla clarificada sirve de magnífico desayuno y también es adecuado como piscolabis para el almuerzo o la cena. Existe gran número de variantes con hortalizas, hierbas aromáticas y especias que se pueden utilizar de forma muy distinta.

También se pueden comer dulces. Muchas personas pueden seguir con los que acostumbren, preparándolos exclusivamente con edulcorantes, estevia o un glicitol (alcohol de azúcar), por ejemplo el eritritol. En la bollería se sustituye la harina de cereales por un poco de almendra molida o harina de coco. Cualquiera conoce estos ingredientes de la bollería navideña y puedes incorporarlos a lo largo de todo el año a la máquina de amasar cetogénica. Para mí la adaptación no fue sencilla, y eso a pesar de que ya tenía conocimientos del tema que había ido recogiendo por todas partes. El presente libro, del que ahora aparece una nueva edición, rellena este vacío. Entretanto han ido apareciendo otros libros de recetas de cocina referidos a la dieta «ceto» y a la *low-carb*. En todos los comercios normales están apareciendo cada vez más ingredientes «ceto» y también disponen de productos preparados. En realidad tampoco hay que ser, como me ocurre a mí, especialmente ambicioso en la cocina para poder alimentarse de modo cetogénico. Creo que es fundamental contar aquí con un fundado conocimiento de que si bien algunos de estos productos son muy pobres en hidratos de carbono, también tienen poca grasa. Un trozo de bizcocho seco de tipo *low-carb* untado con mantequilla o grasa de coco resulta doblemente sabroso y exquisito.

Mi pretensión era, y sigue siendo, mantener estable la cetosis, una situación metabólica en la que el hígado incrementa la producción de cuerpos cetónicos. La principal fuente de energía para el organismo pasa de la glucosa a dichos cuerpos cetónicos. Quien no sea consecuente con su dieta cetogénica (es decir, que también ingiera muchos carbohidratos o proteínas, o que consume poca grasa) percibirá cómo «la cetosis se despide» de su cuerpo. El hígado ha detenido la producción de cuerpos cetónicos y el metabolismo vuelve a elaborar la glucosa primaria.

Esto puede ocurrir a veces, sobre todo al principio, cuando se desconoce la idea que acabo de apuntar. Y resulta catastrófico. Pero, y hablo en nombre de mi experiencia: no es una buena idea eso de cambiar durante el fin de semana una rutina «ceto» por una alimentación rica en glúcidos. La adaptación del metabolismo siempre es agotadora para el organismo. Cuando se es paciente de cáncer hay que emplear los recursos de la mejor forma posible para el día a día, o para la terapia que se siga, en lugar de estar sacrificándose constantemente a causa de los reajustes metabólicos. La presente obra fomenta un inicio cetogénico competente lo mismo que pretende ser un compañero regular a lo largo de los meses. Yo misma lo consulto de forma periódica y, sin embargo, siempre me asombro de que el hecho de refrescar mis conocimientos, profundizar en ellos y completar sus informaciones con mi propia experiencia, me posibilita la consecución de mejores resultados.

Pero la alimentación cetogénica es y se mantiene «distinta» de la corriente principal que impera en cocinas y obradores de panadería. En consecuencia, tú también debes atreverte a ser «distinto». Aliméntate en plan cetogénico y ríete de las miradas perplejas en el restaurante cuando te sirvas una y otra vez de la botella de aceite para tu ensalada. Si cocinas u horneas para tus amigos, te motivará el hecho de que a tus invitados les guste tanto la comida. Por último, he comprobado realmente que la baguete «normal» comprada para mis invitados se ha quedado intacta en la mesa y, en general, han preferido dedicarse a la barbacoa cetogénica. ¿No es esto suficiente para justificar que la cocina cetogénica puede resultar sabrosa y tan exquisita que, en modo alguno, supone renunciar a nada?

Naturalmente, esto hace aumentar la comprensión de familiares y amigos cuando descubren la cocina cetogénica y acaban por comprender que el paciente no es un «mártir» culinario y que la preparación de los platos no resulta tan complicada como cabría esperar. La consecuencia es que no solo aumenta la comprensión de los demás sino también el apoyo de amigos y familiares. Nuestro círculo más cercano puede ayudar, a base de aprender, a preparar comidas cetogénicas perfectas y adaptadas a los invitados.

Además de los parientes y amigos, también los médicos suponen unos acompañantes muy importantes en el camino después de un diagnóstico. Por desgracia, es frecuente que falte la imaginación suficiente para poder preparar, día a día, una comida baja en carbohidratos. La mayoría de los médicos estima que esa alimentación supone una restricción excesiva para los pacientes, y eso sin mencionar las dudas que surgen en este sentido. Es frecuente escuchar palabras desmotivadoras por parte de los médicos como, por ejemplo, que todo resulta demasiado duro y agotador. Realmente, es en el punto medio donde surge una buena calidad de vida para los pacientes cancerosos. Incluso he escuchado frecuentemente a pacientes afectados de otras enfermedades que hay que aceptar un diagnóstico grave y no renunciar.

Desde mi experiencia de muchos años, y mi marcado sibaritismo, puedo hacer una afirmación: la calidad de vida, el placer de comer y todo lo demás no sufren en absoluto, sino todo lo contrario. Lo que se necesita es una nueva orientación del pensamiento, un poco de organización y una apertura hacia lo nuevo. Naturalmente estamos ante un reto, pues hay que reconsiderar una forma de alimentación adquirida desde la infancia y aprender otra nueva. Sin embargo, el paciente cetogénico suele contar con la motivación y el tiempo necesarios para adquirir estos conocimientos. Además, hoy en día hay menos usuarios de la dieta *low-carb* que se sientan marginados, debido a que cada vez son más los que se sirven de la alimentación pobre en carbohidratos, la mayoría por motivos de salud o de *fitness*. No ocurriría así si la práctica resultara excesivamente intolerable o si fuera complicado preparar la comida según el nuevo recetario o que al incorporar productos más variados los platos supieran mejor. No hay que olvidar una cosa: la grasa es un saborizante. Además el gusto puede cambiar de forma muy variada: basta un poco de leche de almendras para percibir su dulzor o el «bergkäse» (queso de montaña similar al emmental, pero de sabor más fuerte) sin mantequilla extra para que resulte un sabor más seco.

Disfrutar de la creatividad en la cocina nos aporta placer, y las creaciones propias nos corroboran casi a diario que hemos elegido el camino correcto.

No pierdas la motivación si, al principio, resulta difícil compaginar la cabeza con el estómago y no todo sale bien. ¡Déjate inspirar y motivar por este libro, por las nuevas posibilidades culinarias y por la idea de su más que probable utilidad para la salud!

Este libro tiene que transmitirnos una idea básica acerca de los más recientes conocimientos científicos así como unos consejos prácticos sobre la forma de alimentarse. Yo la considero como muy valiosa y sobradamente conseguida. Sin los conocimientos que aparecen en ella, es probable que, a partir del diagnóstico de la metástasis, mi vida hubiera transcurrido de forma muy distinta. Reciban los autores mi más profundo agradecimiento por esta útil obra de referencia. Vaya mi especial reconocimiento a la Prof. Dra. Kämmerer por su inspiración, entrega y apoyo.

Creo que es importante decir alguna cosa más:

Sí, al cabo de cuatro años el diagnóstico es que mi metástasis está en total remisión, es decir, no hay signos de que crezca el tumor.

Sí, hoy me encuentro en una forma excelente y llena de planes para el futuro.

Sí, mi oncólogo me llama la «mujer milagro».

Y, por último, sí, la cetoalimentación combinada con un ejercicio regular ha jugado en todo lo anterior un papel muy importante.

Naturalmente, no se puede saber de forma precisa por qué ha ocurrido todo esto. Yo he escrito esta introducción porque quiero mostrar que la adaptación a esta alimentación resulta posible y beneficiosa para los pacientes. No la he escrito para que mi caso particular se constituya como prueba de la «eficacia terapéutica» de la alimentación cetogénica. Para eso se necesitan más estudios; yo espero que se realicen a pesar de lo difícil que resulta su financiación debido a que las empresas farmacéuticas no obtienen ningún beneficio de ellos.

También es interesante comentar que algunas personas interpretan la cetoalimentación como «alternativa» a las terapias convencionales. Es una postura errónea y peligrosa. Yo la veo, más bien, como complemento y no rechazo, en absoluto, los tratamientos de la medicina convencional. Es más, tampoco pretendo cambiar en el futuro mi forma de actuar. Y es que tiene mucho sentido todo lo que aparece en este libro.

Para que los pacientes puedan intercambiar ideas, preguntas y preocupaciones he creado el grupo Facebook: https://www.facebook.com/groups/ketobeikrebs/. Es un servicio de atención eficaz para pacientes con ideas similares y también para el encuentro *online* con expertos.

Deseo que la lectura te resulte sugerente y que obtengas gran éxito (y disfrutes) con la alimentación cetogénica.

Christiane Wader

Múnich, octubre de 2015.

LA RELACIÓN CON EL MÉDICO

Aunque la alimentación cetogénica es casi tan antigua como la propia humanidad, la ciencia no ha reconocido su eficacia en los enfermos de cáncer hasta hace muy poco.

Es, por lo tanto, muy probable que tu médico no haya oído hablar de ella. Y a priori no será una excepción porque, hasta ahora, este tema se ha llevado como algo confidencial. Es más, de hecho, los descubrimientos en investigación médica tardan, de media, unos dieciocho años en llegar hasta las consultas.

Pero nadie está condenado a esperar dieciocho años. Los médicos están ya acostumbrados, hoy día, a que sus pacientes les lleven información que han encontrado –en la televisión, en libros, en Internet, etc.–. Ni el mejor de los médicos de cabecera lo sabe todo, pero un buen profesional siempre estará abierto a escuchar atentamente las preguntas de un paciente sobre la información que ha descubierto y, a su vez, investigarla. Algo muy fácil hoy día, más que hace veinte años, gracias a las nuevas tecnologías.

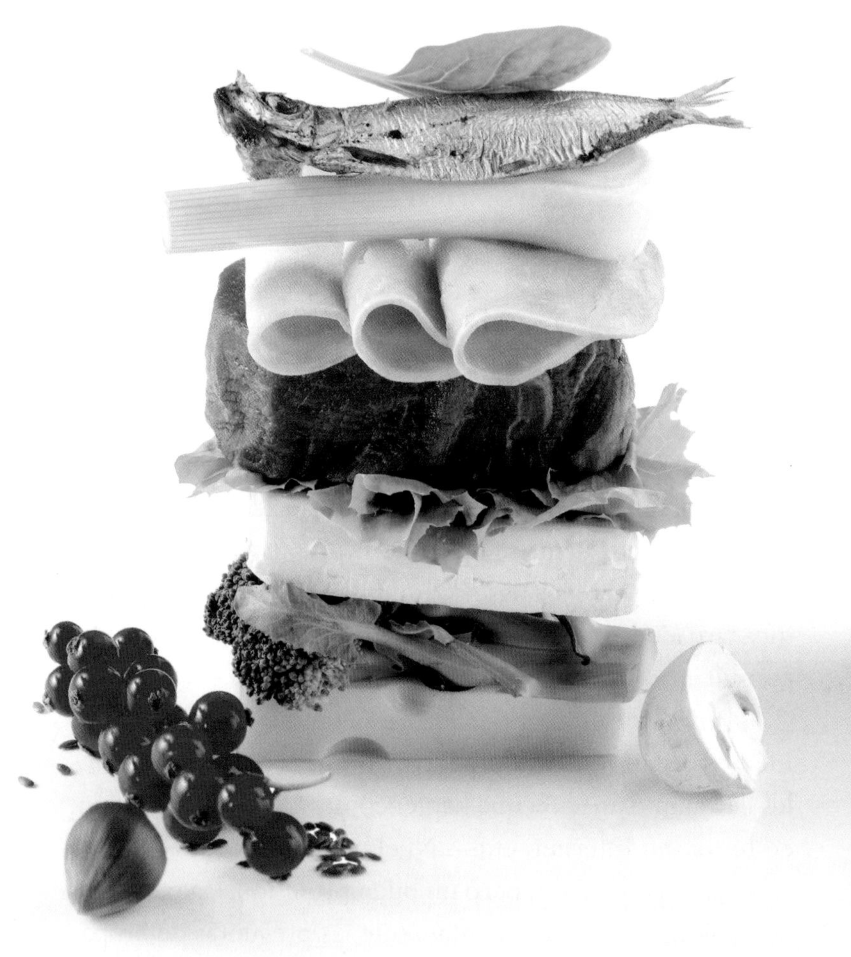

Es lógico que, si decides cambiar de alimentación, se lo comuniques a los doctores que siguen tu caso. Recomendamos hablar a toda costa con tu médico de cabecera y también con el oncólogo para comentar el cambio de alimentación. En ciertos casos, por ejemplo los diabéticos que siguen un tratamiento médico, la comunicación con el facultativo es absolutamente necesaria. Del mismo modo, te aconsejamos que consultes a tu médico cada vez que no te sientas bien, ya que la dieta cetogénica produce una ligera bajada de la actividad de la tiroides que puede ser molesta y afectar a las tasas de lípidos en sangre –vemos esta misma ligera e inocua bajada de la actividad de la tiroides en un ayuno, que produce el mismo efecto sobre el organismo que la alimentación cetogénica–. Cuando este problema aparece, tu médico puede remediarlo recetándote algún medicamento.

La alimentación cetogénica no da ningún problema a la gran mayoría de los seres humanos. Pero cada individuo es único, por eso no podemos negar que, más allá de los primeros días de necesaria adaptación –con las ciertas dificultades que ello conlleva–, esta dieta puede no ser adecuada para determinadas personas. De ahí la importancia de que te siga y acompañe un médico.

De hecho, vemos cada vez más médicos a favor de la dieta cetogénica para los enfermos de cáncer. Las razones son, por un lado, los resultados de varios estudios y, por otro, lo que ellos mismos observan en aquellos de sus pacientes que han optado por esta dieta pobre en glúcidos y rica en materia grasa. Prueba de ello son los programas de televisión que se han emitido estos últimos años sobre este tema y que han dado la palabra a estos profesionales de la salud.

Puede ser que tu médico se oponga a este tipo de alimentación, incluso si le muestras las bases científicas sobre las que se funda. ¿Cómo actuar en este caso? Pregúntate si no sería mejor cambiar de médico o, al menos, consultar a otro con la mente más abierta a la alimentación cetogénica (esta última opción, desgraciadamente, tiene el inconveniente de ser más costosa porque te verás obligado a acudir a un especialista distinto al estipulado en tu seguro médico).

Existe otra posibilidad para poder beneficiarse de un acompañamiento médico continuo: participar en uno de los muchos estudios en marcha sobre la alimentación cetogénica en personas con cáncer.

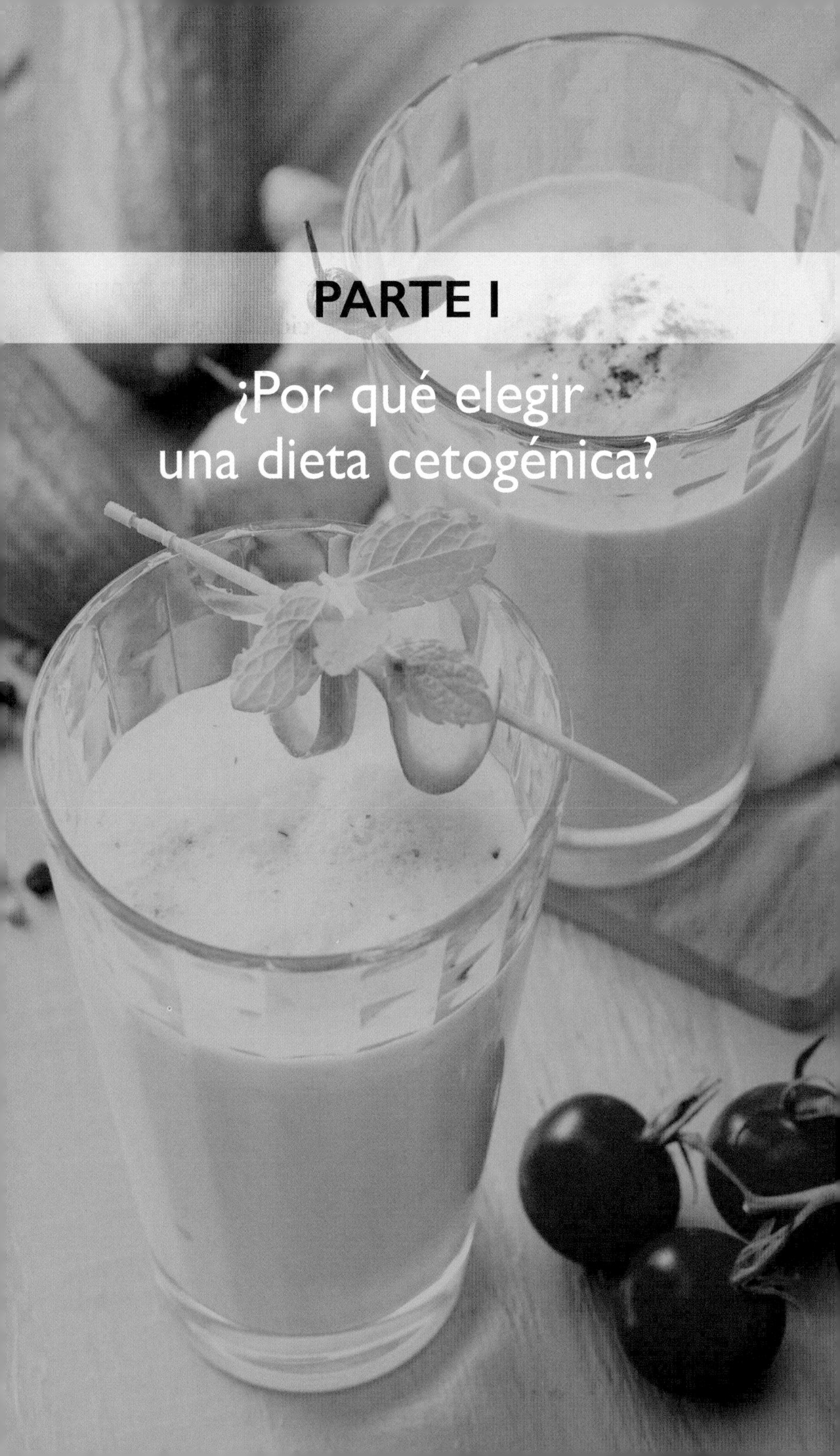
PARTE I
¿Por qué elegir una dieta cetogénica?

Capítulo I

¿QUÉ ES EL CÁNCER? ¿DE QUÉ SE ALIMENTA?

Para describir lo que es el cáncer, a menudo evocamos la idea de una división celular fuera de control. En realidad, el cáncer no es una sola enfermedad, es un conjunto de distintas enfermedades que tienen en común el hecho de que ciertas células se comportan de manera descontrolada dentro de un tejido o de un órgano, ya sean los pulmones, un pecho, el hígado, la sangre, etc. Pero cuando evocamos este comportamiento descontrolado de las células cancerosas, ¿no deberíamos primero tener clara la noción de «división controlada»?

¿Qué es el cáncer?

Todos los seres humanos, al igual que la mayoría de los animales y las plantas (las que no se reproducen por esquejes o estratificación), provienen de una única célula. Normalmente se trata de un ovocito fecundado. Si este ovocito se dividiese una y otra vez produciendo más y más células idénticas, solo generaría un montón de células –pero no un caballito de mar, un cocotero o un ser humano.

Los organismos complejos solo pueden desarrollarse si las células se dividen y se especializan de forma controlada y según un programa muy bien definido.

La división controlada implica tres fenómenos:

1. Solo se crean las células que van a ser utilizadas (por ejemplo para construir un hígado de un determinado tamaño).
2. Ciertas células especializadas se generan en el lugar preciso donde serán útiles (por ejemplo, en el hígado se desarrollan las células hepáticas, cuyo aspecto y función son totalmente distintos a, digamos, las musculares o cerebrales).
3. El organismo elimina de manera precisa todas las células no usadas.

Cuando estos mecanismos funcionan correctamente, el óvulo fecundado –imaginemos que se trata de un óvulo humano– da como resultado a un ser humano normal y, globalmente, con buena salud...

Esta división controlada, sin la que todos seríamos un montón de células creciendo hasta el infinito –y generando, por lo tanto, tumores– es un proceso altamente complejo y regulado. Desgraciadamente, también puede tener errores. A lo largo de la vida de un ser humano, nacen constantemente células que escapan a ese proceso. Por regla general, mueren o son detectadas por las defensas del cuerpo y reducidas hasta convertirlas en inofensivas o, al menos, son detenidas por el propio entorno en el que se encuentran. Aunque puede ocurrir que consigan imponerse y sigan dividiéndose. Se crea entonces una gran cantidad de células que se dividen una y otra vez de manera anárquica. Esta agrupación puede hacerse tan grande que termine creando problemas de salud. Puede desarrollarse dentro de otros órganos y perjudicarlos, además de competir con los tejidos sanos por la energía. Asimismo, las células pueden desprenderse y establecerse en otros lugares del cuerpo para crear allí otras agrupaciones de células: las metástasis. Es al enfrentarnos a este conjunto de fenómenos cuando la medicina habla de tumor maligno.

Las células cancerosas han perdido su capacidad para ser útiles y ordenadas dentro de un organismo. Y según pasa el tiempo, también pierden las características propias del órgano en el que nacieron.

El crecimiento descontrolado de las células no es el único punto en común de todos los tumores. Sea cual sea la razón por la que aparecen –infección viral o una de las muchas mutaciones genéticas que se producen–, casi todos los tipos de cánceres agresivos tienen una característica en común: la materia con la que se alimentan, es decir, aquello con lo que se abastecen de energía se aleja cada vez más de lo que usan las células normales.

¿De qué se alimenta el cáncer? ¿De qué no se alimenta?

Las células son organismos vivos y, por lo tanto, necesitan alimentarse. Las células sanas de un ser humano se alimentan de azúcar transportado por la sangre, una vez que el sistema digestivo la ha extraído de los alimentos. Para ello, «queman» el azúcar gracias al oxígeno de la sangre y mediante ese proceso generan energía. Además del azúcar, las células sanas pueden quemar materia grasa y proteínas. Este proceso, que se llama «respiración celular», es un método muy efectivo para conseguir una energía que el organismo puede usar por ejemplo para pensar (cerebro), eliminar toxinas (hígado), correr (músculos), pasar azúcar a la sangre (intestinos), etc.

Para tener acceso a esa energía, se necesita la ayuda de las *mitocondrias*, a las que se suele denominar las «centrales energéticas de las células». Gracias a ellas y a su eficacia un organismo multicelular complejo, con distintos tipos de tejidos y órganos, puede desarrollarse y existir de manera duradera.

Las células cancerosas dejan poco a poco de «respirar», es decir, usan cada vez menos el oxígeno, incluso si es abundante. En lugar de eso, para conseguir energía, entran en modo «fermentación anaeróbica». Este método permite a las células sobrevivir y dividirse incluso en tejidos muy pobres en oxígeno como, por ejemplo, los tumores mal irrigados por la sangre. Pero incluso si el oxígeno está disponible en grandes cantidades no vuelven al modo «respiración». Este metabolismo de fermentación permanente es una de las diferencias esenciales entre las células cancerosas y las normales: una célula que respira no presenta nunca las características malignas de una célula cancerosa.

Por lo tanto, una célula que no obtiene su energía de la respiración celular necesita una cantidad de azúcar muy superior. Por eso los tumores son extremadamente «golosos» –y lo son cada vez más según va aumentando su agresividad–. Necesitan grandes cantidades de glucosa de la que logran muy poco provecho. Es importante saber que las proteínas también pueden fermentar; sin embargo, no es el caso de la materia grasa.

La diferencia entre la eficiencia energética de una célula cancerosa y la de una sana puede compararse a la que existe entre una máquina de vapor fabricada por Thomas Newcomen en 1712 y un motor de gasolina moderno que ahorra energía. Esto no impide, desgraciadamente, que las células cancerosas sean particularmente eficientes a la hora de captar el azúcar de la sangre y arrebatárselo al resto de las células.

Al contrario de las cancerosas, que necesitan mucha cantidad de glucosa, las células sanas quedan satisfechas con una cantidad mínima y pueden recurrir a las materias grasas presentes en la sangre, así como a otra fuente: las cetonas (también denominadas cuerpos cetónicos o ácidos cetónicos), que son producidas por el hígado a partir de las grasas. Estas cetonas, gracias a la respiración celular, pueden ser usadas eficazmente por la mayoría de las células corporales como fuente de energía. Pero para que el organismo de una persona pueda producir cetonas, es preciso que su alimentación no contenga prácticamente nada de almidón o de azúcar.

Otros efectos sobre la salud

Cuando reducimos drásticamente el consumo de alimentos ricos en glúcidos, lo que abarca desde el azúcar –glucosa, fructosa, azúcar cristalizado, etc.– hasta el almidón de las patatas, la pasta o el pan, el hígado empieza a producir cetonas a partir de materia grasa. Entramos entonces en «estado de cetosis». Las células sanas no tienen ningún problema a la hora de usar las cetonas, igual que un coche híbrido puede emplear alternativamente la electricidad o la gasolina. Sin embargo, las células cancerosas no pueden extraer prácticamente nada de las cetonas (si quieren seguir siendo células cancerosas): es como meter un cable eléctrico en el depósito de un coche viejo.

Cuando seguimos una alimentación cetogénica –lo que significa, sencillamente, una manera de alimentarse que favorece la producción de cetonas en el hígado–, ponemos a disposición de las células sanas un combustible que las células cancerosas agresivas no pueden aprovechar. A pesar de que las cetonas tienen aún más efectos positivos –volveremos a ello más adelante–, es necesario puntualizar que, como el hígado también produce azúcar, una dieta cetogénica no es suficiente para matar totalmente de hambre a los tumores; sin embargo, estos pueden verse reducidos al disponer de una cantidad menor de azúcar que con una alimentación rica en glúcidos.

Capítulo 2

LOS GLÚCIDOS, LA FRUTA Y LAS VERDURAS ¿SON TAN BUENOS PARA LA SALUD COMO CREEMOS?

En mayo de 2007, en Alemania un periodista que trabajaba para la revista médica *Ärzte Zeitung* preguntó a uno de los profesores e investigadores que habían llevado a cabo un amplio estudio sobre nutrición que recientemente se había publicado qué era lo que más le había sorprendido de ese estudio. El profesor dudó unos instantes antes de contestar que le había impresionado que un consumo elevado de frutas y verduras no conseguían reducir el riesgo de cáncer, y añadió: «Vamos a necesitar mucho tiempo antes de poder interpretar correctamente estos resultados».

Este profesor, Heiner Boeing, es uno de los responsables del Instituto alemán de Nutrición, con sede en Potsdam, la mayor institución científica alemana en investigación sobre la alimentación y la salud. El estudio en cuestión se llama Estudio prospectivo europeo sobre el cáncer y la nutrición (CEPIC, por sus siglas en inglés). Se trata de uno de los estudios sobre nutrición más cualitativos, amplios, costosos y fiables llevados a cabo hasta ahora a escala internacional. Comenzó en 1992 y en él se hizo un seguimiento a lo largo de años, incluso de décadas, de las costumbres alimentarias y las enfermedades de sus pacientes, cuyo número se elevó a más de medio millón. Según el método de evaluación estadística aplicado, el estudio no dio muestra alguna de la acción protectora contra el cáncer de las frutas y las verduras, tan solo indicios muy débiles. Los resultados eran similares entre distintos grupos de poblaciones y países, y entre distintos individuos que comían mayores o menores cantidades de frutas y verduras.

Vistos los resultados, podemos preguntarnos qué sucedió en los estudios anteriores –estudios que, por muy raro que parezca, no son muy numerosos–, que llegaron a la conclusión de que cualquier tipo de alimentación vegetal era beneficiosa para la salud.

Los expertos dan un paso atrás en sus afirmaciones

Algunas investigaciones, efectivamente, concluyeron que era bueno consumir frutas y verduras, pero estas investigaciones contenían errores. Al contrario que el estudio EPIC, en el que se realizó un seguimiento durante largos períodos de tiempo y en el que los detalles se registraron con minuciosidad, muchos de esos otros estudios se basaban en las respuestas dadas en retrospectiva por los participantes. Esto da como resultado que, cuando se le preguntaba a una persona con cáncer si comió muchas o pocas frutas y verduras en el momento de la formación del tumor, sea muy posible que dijese que comía pocas (ya que necesitaba un culpable para su enfermedad). Y, cuando se interrogaba a una persona sana, esta se inclinaría por hablar de su «estilo de vida sano» y por «recordar» que comió más manzanas y zanahorias de las que en realidad consumió. Los científicos llaman a este factor parásito «sesgo» (en inglés, *bias*) y, desgraciadamente, a causa de ello muchos estudios, en los que se ha invertido una gran cantidad de tiempo y de dinero, han terminado en la papelera.

Incluso los expertos del Fondo Mundial de Investigación contra el Cáncer que, en su primer informe publicado en 1997, proporcionaban «pruebas convincentes» de que los productos de origen vegetal ofrecen protección universal contra el cáncer muestran hoy sus reservas al respecto. En resumen, lo que se consideraba desde hace décadas como de «sentido común», es decir, que una alimentación rica en frutas y verduras protege contra el cáncer, es en realidad falso. No obstante, existen pruebas que indican que ciertos vegetales y determinadas sustancias tienen efectos anticáncer. Por ejemplo, el licopeno de los tomates (cocinados) sí parece reducir el riesgo de padecer cáncer de próstata y algunas clases de coles, la cúrcuma, los arándanos y las frambuesas contienen también moléculas que, sin duda, son capaces de actuar contra el cáncer.

Sin embargo, las frutas y las verduras contienen también sustancias que pueden facilitar la aparición y la propagación de esta enfermedad. De hecho, existe una buena razón por la que un estudio tan amplio como el EPIC concluya que los efectos positivos de sustancias como el licopeno se ven reducidos a la nada. Los indicios muestran que el culpable de esta indeseable «compensación» no es una molécula compleja o maligna desconocida por los científicos, sino el azúcar y sus derivados.

Frutas y feculentos: fuentes de energía «sanas»

He aquí algo con que echar abajo el mito de que los glúcidos son fuentes de energía «sanas» y generadoras de vitalidad y que son mejores que las «perjudiciales» materias grasas.

La Sociedad Alemana de Nutrición (DGE según sus siglas en alemán) sigue recomendando que más de la mitad de las calorías diarias necesarias provengan de los glúcidos, es decir, del azúcar cristalizado, la glucosa, la fructosa, el almidón, la fécula, etc. Estos glúcidos están presentes, en grandes cantidades, en el pan, la pasta, las patatas, los cereales del desayuno, las frutas, la cerveza, los postres, la bollería, las golosinas y un buen número de alimentos más. Una vez digeridos por el intestino, se quedan almacenadas en el organismo la glucosa y la fructosa.

Es cierto que estos azúcares son fuentes de energía eficientes, pero su acción positiva sobre el cuerpo humano debe considerarse con precaución. De hecho, algunos especialistas que, no hace mucho tiempo, apoyaban aún esta teoría de los «azúcares buenos» la ponen ahora en duda. Una duda que es importante para los enfermos de cáncer. Hace algunos años, los expertos de la Liga Alemana contra el Cáncer aconsejaban a los pacientes alimentarse según los criterios de la Sociedad Alemana de Nutrición. Hoy, las ediciones actualizadas de la *Guía práctica* editadas por la Liga preconizan lo opuesto a los pacientes que pierden peso y vitalidad: una alimentación rica en proteínas y más de la mitad del aporte de calorías provenientes no del azúcar o los feculentos, sino de las materias grasas.

El metabolismo es el conjunto de las reacciones químicas que se producen en el interior del cuerpo y las células, y sirve para transformar y asimilar los nutrientes. Y el metabolismo de una persona con cáncer es diferente del de un ciclista de veintidós años que, él sí, necesita tomar glúcidos para rendir al máximo en un esprint. Los músculos del ciclista «queman» rápidamente el azúcar, al contrario que una persona enferma, cuyos músculos obtendrán mayor provecho de una fuente de energía como las grasas.

¿Por qué los pacientes deberían esperar a que la pérdida de peso y la debilidad física fuesen una evidencia del avance de su enfermedad para empezar a alimentarse según las recomendaciones de la Liga Alemana contra el Cáncer? ¿No sería más sensato prevenir antes que curar?

¿Quién tiene miedo de la hipoglucemia?

Un hígado sano puede crear, él mismo, el azúcar que necesita el cuerpo. Por eso, las personas que siguen una dieta pobre en glúcidos no deben temer que la hipoglucemia las debilite, ni que les provoque desfallecimientos. Y es aquí donde comprobamos que la creencia «si no comemos azúcar mataremos de hambre al cáncer» es, desgraciadamente, incorrecta. Incluso alguien que no tome nada de azúcar presenta niveles de glucosa en la sangre –aunque en cantidades mucho más bajas que las que podemos encontrar en una persona con cáncer.

Insistamos aquí en las precauciones que han de tomar los pacientes diabéticos sometidos a tratamiento médico: toda modificación de su dieta debe acompañarse de un control de su glucemia y de un reajuste de las dosis de los medicamentos.

Una persona que sigue una dieta pobre en glúcidos no tendrá por qué renunciar a los «beneficios» de la fructosa, el azúcar «sano» de la fruta. Sencillamente, porque estos beneficios son inexistentes –y la fructosa es de todo menos sana–. De hecho, el azúcar de la fruta provoca la subida de los niveles de grasa nociva para la salud (triglicéridos y LDL) y puede provocar una esteatosis hepática no alcohólica: el hígado se satura de grasas.

Capítulo 3

SE CIERRA EL CÍRCULO: BREVE HISTORIA DE LA INVESTIGACIÓN CONTRA EL CÁNCER

La descripción más antigua de un tumor que ha llegado hasta nosotros se halló en un papiro egipcio de hace tres mil quinientos años. Más adelante, fueron los famosos médicos de la Grecia y la Roma antiguas los que describieron los distintos tipos de cáncer. Mil quinientos años después, el médico suizo Paracelso experimentó con los primeros tratamientos de quimioterapia recetando, principalmente, arsénico y mercurio a sus pacientes de cáncer. A partir del siglo xviii en Francia y en el xix en Inglaterra, se llevaron a cabo las primeras operaciones a las mujeres que padecían cáncer de mama. Sin una anestesia realmente eficaz, estas operaciones eran extremadamente dolorosas. Además, las condiciones higiénicas de la época eran desastrosas, por lo que un gran número de pacientes morían, no de cáncer, sino de infecciones posoperatorias.

Parece ser que la «investigación moderna contra el cáncer» nació en torno a 1884 o 1885, en Viena, a raíz del descubrimiento de un estudiante de medicina, Ernst Freund. Este tomó los resultados de los análisis de sangre de setenta pacientes de cáncer y notó niveles «anormalmente» elevados de azúcar en sangre. Se dio cuenta también de que estos niveles se normalizaban cuando se les extirpaba el tumor a los pacientes. No fue hasta más tarde cuando se comprendió que, si los enfermos de cáncer presentaban una glucemia elevada, era porque los tumores forzaban al metabolismo a generar grandes cantidades de azúcar.

¿Por qué el método de Freund era «moderno»? Por un lado, porque usó métodos bioquímicos innovadores que le permitieron no solo observar, sino también medir algo, y por otro, porque tomando muestras de muchos pacientes, quiso asegurarse de que los resultados obtenidos no fueran fruto del azar ni de un caso en particular –dicho de otro modo, realmente descubrió algo que se aplicaría al cáncer en general. Setenta de setenta es un resultado que hasta el más puntilloso de los estadísticos calificaría de «altamente significativo»– es decir, extremadamente claro y que no deja lugar a dudas.

Mantequilla para los pacientes

Curiosamente, el hallazgo de Freund pasó desapercibido hasta que una década después, hace más o menos noventa años, Alexander Braunstein, de la universidad de Berlín, se interesó por el vínculo entre el azúcar y el cáncer. Observando en el laboratorio tumores extirpados quirúrgicamente, comprobó que los tumores malignos consumían azúcar y los benignos, prácticamente nada. Dedujo que una glucemia elevada beneficiaba a los tumores.

Lo que siguió después en el campo de la investigación y la terapia llena bibliotecas enteras. (Si quieres saber más sobre el tema, te invitamos a leer nuestro libro anterior, *Krebszellen lieben Zucker*, porque en este que tienes entre tus manos queremos centrarnos en el tema principal). Rápidamente nos dimos cuenta de lo siguiente:

- Cuanto más malignas son las células cancerosas, más extraen la energía que necesitan de la fermentación del azúcar de la sangre.
- Al contrario que otras células, las cancerosas no precisan oxígeno para desarrollarse, y aunque tengan acceso a él, lo usan muy poco.
- Esta es la diferencia principal entre las células cancerosas y las sanas.
- Cuando hay fermentación, se produce ácido láctico que acidifica los tejidos, haciéndolos más adecuados para el desarrollo del cáncer.

En este campo, el investigador principal fue Otto Warburg, del Instituto de Biología Kaiser Wilhelm de Berlín-Dahlem. Gracias a sus investigaciones sobre el metabolismo de las células cancerosas, fue nominado varias veces al Premio Nobel –que acabó ganando por sus estudios sobre la respiración celular normal...

Warburg y otros estudiosos se preguntaron si la inclinación de los tumores hacia el azúcar podía aprovecharse con fines terapeúticos –y si la respuesta era afirmativa, de qué manera–. Ernst Freund, había intentado ofrecerles a sus pacientes de cáncer una dieta rica en materias grasas (en la que se incluía la mantequilla, entre otros alimentos) y baja en glúcidos. Desgraciadamente, no sabemos si tuvo éxito y de qué tipo. Lo único que ha llegado hasta nosotros, gracias a uno de sus informes, es que, al parecer, era muy difícil hacer que los pacientes siguiesen la dieta correctamente.

¿Por qué razón no nos hemos comprometido de verdad con estas investigaciones? ¿Estaban equivocados Warburg, Freund y los demás investigadores?

Por supuesto que no. Sus pruebas eran tan claras y sin atisbo de duda como los setenta sobre setenta del primer estudio de Freund. ¿Es posible que el problema estuviese en que sus resultados, aunque interesantes, no podían utilizarse y, por lo tanto, no tenían interés en cuanto a prevención, terapias o medidas de acompañamiento terapeúticas?

Una victoria pírrica para la investigación genética

Durante largo tiempo, mucha gente estuvo pensando en ello. Y desde que durante la década de 1970 (o antes) las primeras mutaciones genéticas vinculadas al cáncer fueron descubiertas, al mundo solo le interesaba la genética. Eufóricos, los científicos partieron en busca de los genes del cáncer para poder combatirlos con terapias adaptadas. Descubrieron entonces cantidades astronómicas de predisposiciones genéticas vinculadas a esta enfermedad que solo llevaron a unas pocas terapias eficaces, que únicamente pueden aplicarse cuando el tumor depende de un solo gen. Así que, por un lado, este tipo de terapias son muy caras y, por otro, solo actúan durante un período limitado de tiempo –hasta que las células cancerosas se hacen resistentes porque vuelven a mutar–. Además, la mayoría de los cánceres son provocados por múltiples mutaciones genéticas: poner fuera de combate un solo gen dañino sería tan eficaz como capturar un solo topo cuando el jardín está, en realidad, infestado.

Es por esta razón por lo que, desde hace más de medio siglo, las terapias anticáncer apuntan, en lugar de a características aisladas, a una sola característica general común a todas las células cancerosas: su capacidad de dividirse frecuente y rápidamente. Estas terapias consisten en usar sustancias tóxicas (quimioterapia) y dosis de radiación (radioterapia) que deterioran –y de ese modo destruyen– el patrimonio genético de las células cancerosas en el mismo momento de su división. Pero algunas células sanas del organismo que deben, también, dividirse constantemente –como por ejemplo las del intestino, las del sistema inmunitario o las de las raíces capilares– resultan asimismo perjudicadas por la agresividad de las sustancias tóxicas y las radiaciones. Incluso las células que no se dividen tan rápido pueden verse afectadas.

Ante este panorama, tenemos que preguntarnos: ¿no podríamos desarrollar terapias que apunten directamente al metabolismo de las células cancerosas, a su producción de acidez, a su predilección por el azúcar? Esto es precisamente lo que están buscando los científicos estos últimos años. De hecho, algunas de estas terapias ya están en fase de pruebas.

Es así como en ciento treinta años, la investigación contra el cáncer ha cerrado el círculo. Sin embargo, aún no existen medicamentos exclusivamente anticáncer y aceptados por las autoridades competentes.

En cambio, como paciente ya puedes actuar basándote en los viejos conocimientos de estos 130 años, sobre todo eligiendo una alimentación específica. La dieta cetogénica responde muy bien a las diferencias existentes entre las células cancerosas y las sanas en cuanto a sus distintas necesidades de alimentación y metabolismo.

Capítulo 4

¿CÓMO SE ALIMENTABAN NUESTROS ANTEPASADOS?

Seguir una alimentación cetogénica, es decir, consumir mucha materia grasa, una buena cantidad de proteínas y poco azúcar y feculentos, no significa ponerse ciegamente en manos de cualquier «gurú» que proponga una nueva dieta de la que desconocemos los efectos a largo plazo. Solo consiste en alimentarse de la misma manera en que nuestros antepasados lo hicieron durante milenios.

A lo largo de gran parte de la historia de la humanidad el acceso a los alimentos ricos en azúcar o almidón no fue algo común ni diario. Las tabletas de chocolate no existían –de hecho, los cereales tampoco– y las patatas eran desconocidas en África, Europa y Asia. Las plantas salvajes que consumían nuestros antepasados contenían mucho menos azúcar y almidón que los alimentos fruto de la agricultura moderna. A eso se le sumaba que los cazadores-pescadores-recolectores se alimentaban principalmente de lo que cazaban y pescaban, que los abastecía de energía y elementos vitales –grasa y proteínas.

Materias grasas y evolución

De hecho, fueron estos elementos vitales y esta energía los que permitieron a nuestros antepasados convertirse en hombres, ya que sin ellos el voluminoso cerebro humano (que se compone en un 50% de grasa), con todo lo que implica en cuanto a rendimiento, no se habría desarrollado jamás.

Que algunas personas, por razones éticas o ambientales, decidan no comer alimentos de origen animal es comprensible y respetable. Incluso es posible seguir una alimentación cetogénica siendo vegetariano. Pero sea cual sea nuestra opinión, como seres pensantes y sensibles del siglo XXI, sobre el consumo de alimentos de origen animal, es un hecho que innumerables generaciones de antepasados del ser humano ingerían, la mayor parte del año, alimentos pobres en glúcidos y, principalmente, carne y pescado, que les aportaban las grasas y proteínas necesarias. En la actualidad, el organismo humano está perfectamente adaptado a este tipo de alimentación. De hecho, en algunas culturas «primitivas» en las que la gente se alimenta aún de esta manera tradicional –y sana–, se consume gran cantidad de materia grasa.

Hace más o menos un siglo, los investigadores descubrieron, observando principalmente a los inuits, que se alimentaban sobre todo de carnes y de pescados grasos, que el cáncer y las enfermedades cardiovasculares eran, prácticamente, desconocidas entre aquellas comunidades. A esto se le sumó que los exploradores del Ártico tuvieron que renunciar, durante sus largos períodos en aquellas tierras, a su alimentación habitual, rica en patatas y pan, para adaptarse a la dieta de los inuits, considerada entonces como perjudicial para la salud. Sin embargo, a la vuelta de su viaje, los médicos que los examinaron comprobaron sorprendidos que todos los exploradores gozaban de excelente salud.

Podemos hablar también de los habitantes de las islas Tokelau, en la Polinesia, cuyas calorías alimentarias provenían casi en sus tres cuartas partes de un alimento muy graso: el coco, completado con pescado y con fruta del pan (yaca). Esta población gozó de buena salud hasta que empezó a consumir lo que los barcos de reabastecimiento les llevaban: galletas, productos a base de harina, azúcar, conservas, etc. En pocos años, este cambio de dieta trajo consigo la aparición de dolencias desconocidas hasta entonces, en el archipiélago, como la gota, la diabetes, las enfermedades cardiovasculares y el cáncer.

Muy pocos glúcidos

Los opositores a una alimentación rica en grasas argumentan que si todas esas poblaciones saludables no contraían enfermedades, es por la sencilla razón de que no llegaban a edades avanzadas. Esta interpretación no solo expresa la arrogancia occidental hacia estas culturas supuestamente «salvajes» cuyo fin es «ser presa de bestias salvajes o de enfermedades tropicales», sino que se revela como inexacta en todos los casos en los que se ha puesto a examen. Las poblaciones autóctonas de América del Norte son el mejor ejemplo de ello. Hace cien años no se beneficiaban de los cuidados médicos de los que disfrutaba el resto de los habitantes de Estados Unidos; sin embargo, al tratarse de poblaciones «protegidas», estaban mejor y más exhaustivamente controladas. Así fue como los investigadores de la Universidad de Columbia no encontraron prácticamente ningún caso de cáncer en ellas. Además,

notaron que había más personas de avanzada edad que entre los inmigrantes europeos y sus descendientes.

Entre las poblaciones «primitivas» existían –y aún existen– grandes diferencias alimentarias. Algunas se alimentan –y siguen haciéndolo– principalmente de productos de origen vegetal, generalmente muy grasos (por ejemplo, el coco). Pero en casi las tres cuartas partes de las sociedades que viven aún según sus tradiciones ancestrales, más de la mitad de los alimentos consumidos diariamente son de origen animal. Y solo en el 14% de estas sociedades, los glúcidos representan más de la mitad del aporte nutricional. Es más, vivir en y de la naturaleza implica generalmente la necesidad de mantenerse activo físicamente si se quiere conseguir comida. La actividad física desencadena en el organismo el mismo tipo de proceso que la alimentación rica en grasas (ver el capítulo 10).

En la actualidad existe en todo el mundo un verdadero «movimiento» que une a las personas que, sin estar necesariamente enfermas de cáncer, siguen una alimentación inspirada en la del Paleolítico –la denominada dieta «paleo»–. Si deciden llevar este tipo de alimentación es para, de esta manera, sentirse más en forma y para prevenir las numerosas enfermedades «civilizadas»: el cáncer, las patologías cardiovasculares, las enfermedades autoinmunes, las alergias e incluso algunos problemas psíquicos.

De modo que, aunque todos los expertos en nutrición y *fitness* nos han repetido hasta la saciedad lo perjudiciales que son las grasas para la salud, podemos estar seguros de que, aunque ya no vivamos en la Edad de Piedra, no perjudicaremos nuestra salud consumiendo considerables cantidades de aceite y otras materias grasas que formen parte de la dieta cetogénica.

Capítulo 5

¿DEBEMOS CULPAR A LOS GENES O AL ENTORNO Y LA ALIMENTACIÓN? ¿SUERTE U OPORTUNIDAD Y ESPERANZA?

Nuestras células viven en un ecosistema: nuestro cuerpo. Su manera de actuar –ya sea haciendo lo que deben o comportándose de forma descontrolada– depende de la actividad de nuestros genes y del entorno.

Una célula «genéticamente correcta» puede no ser capaz de llevar una existencia tranquila mientras que una célula con un peligroso patrimonio genético puede vivir totalmente en paz. ¿Significaría eso que las células que han empezado a dividirse de forma anárquica, y que incluso han llegado a formar un tumor, podrían volver a llevar una vida normal y tranquila, en un entorno favorable? Veamos lo que piensan algunos al respecto:

> Está aceptado que el cáncer es una enfermedad mortal e irreversible que se desarrolla tras una serie de mutaciones genéticas [...]. Si el cáncer es el resultado de mutaciones genéticas irreversibles, es necesario entonces destruir o eliminar quirúrgicamente las células cancerosas para descartar el riesgo de muerte:

> este punto de vista justifica el uso de terapias tóxicas con efectos secundarios muy negativos para la salud de los pacientes [...]. Pero si, por el contrario, el cáncer resulta ser un proceso reversible, nuestra manera de abordarlo debe ser renovada por completo. Esta es una idea tremendamente provocadora.

Estas palabras no son las de un ardiente defensor de las medicinas alternativas, sino las de un profesor de la facultad de medicina de la Universidad de Harvard, en Boston, Donald Ingber. Llegó hasta esta «idea tremendamente provocadora» tras interesarse por la literatura científica. Varias investigaciones han desvelado, efectivamente, muchos elementos que contradicen la imagen de enfermedad irreversible que tenemos del cáncer. Distintos estudios, por ejemplo, han demostrado que células absolutamente normales genéticamente podían convertirse en cancerosas, bajo determinadas condiciones, pero que podían volver a ser normales cuando dichas condiciones se modificaban de manera controlada. A esto se une un hecho sabido desde hace tiempo: las autopsias hechas a víctimas de accidentes de tráfico revelan que, con frecuencia, presentan un gran número de pequeños tumores. ¿Hubiesen desarrollado estas personas un cáncer de haber seguido vivas? Si la respuesta es sí, eso significaría que la tasa de cáncer de la población es mucho mayor de lo que se cree. No obstante, en realidad, parece que una mínima parte de los tumores presentes en individuos jóvenes se convertirá, a largo plazo, en un problema. Dicho de otro modo, ¡Podemos tener tumores, pero estando y manteniéndonos totalmente sanos!

Por otro lado, determinadas investigaciones han demostrado que algunas células tumorales muy agresivas pueden cambiar su naturaleza sin haber recibido ningún tratamiento igualmente agresivo. Células tumorales puestas junto a células embrionarias de pollo detienen, rápidamente, su división descontrolada y, además, tal y como lo confirmaron investigadores de Chicago en 2007, se integran perfectamente en su nuevo entorno y participan en el desarrollo de un nuevo polluelo, normal y con buena salud. Es más, si se les inyecta a las gallinas un virus cancerígeno, los tumores se forman solo en el punto de la inyección; esto indica que un tumor solo puede desarrollarse en un entorno modificado, perturbado por la herida, aunque el virus se propague por todo el organismo del animal. Conclusión: para que aparezca un tumor es necesario que se unan los factores genéticos y el entorno.

Proteger el entorno que rodea nuestras células

Dentro de un órgano, ¿cuáles son los factores medioambientales que empujan a las células a expresar su potencial canceroso? ¿Y cuáles son los que lo impiden? Tenemos, por un lado, los mensajeros químicos (es decir, las sustancias que actúan como señales) que pueden influir en distintos procesos, como el crecimiento celular o la inflamación, y, por otro, simples factores medioambientales a los que se ven sometidas las células, como por ejemplo la acidez del entorno en el que se encuentran. De entre todos estos factores hay procesos que pueden llegar a impactar directamente en el patrimonio genético de las células, reforzando (o no) la repercusión de algunas mutaciones. Es importante saber que son procesos sobre los que, como pacientes, podemos influir activa y positivamente, siguiendo una dieta cetogénica y haciendo ejercicio físico.

Cada célula del cuerpo de un ser humano contiene toda su información genética. Si todos y cada uno de esos genes estuviesen permanentemente activos en todas nuestras células, incluso sin que se produjese ninguna mutación patológica, nuestro organismo sería un verdadero caos, que incluso podría llegar a ser mortal. De hecho, ninguna célula puede ser a la vez corazón, cerebro, hígado, pulmón, músculo o bazo. Ahora bien, todos los seres superiores, y en especial el ser humano, son organismos complejos en los que distintos órganos y tejidos cumplen distintas funciones. Esta complejidad funciona gracias a que los genes pueden ser, a voluntad, «encendidos» o «apagados». Y si los genes «encendidos» (es decir, activados) son importantes, no lo son menos los genes «apagados» (es decir, inactivos).

Pero esta elección depende, en parte, de la alimentación y del estilo de vida. Ha quedado claro que la actividad celular está determinada, por un lado, por los genes y, por otro, por el entorno. Y si no podemos, como simples mortales, hacer nada con nuestros genes, sí podemos influir en sus condiciones de entorno. Esto pasa, principalmente, por nuestra alimentación, pero también por el ejercicio físico, el sueño, nuestro estado psicológico, etc. Esta teoría no es descabellada: en los años noventa apareció un nuevo campo de investigación, la *epigenética*, que trata los fenómenos externos capaces de afectar a nuestro patrimonio genético. Disponemos, desde entonces, de muchas informaciones fiables sobre la manera en la que nuestra alimentación puede controlar, a corto y largo plazo, el «encendido» y «apagado» de nuestros genes.

Las células cancerosas no son peligrosas porque muten. Son peligrosas ya que ciertos genes, hayan mutado o no, están «conectados», o sea activados (y hay veces que genes normalmente protectores, han sido «apagados»). Tenemos como ejemplo la predisposición genética de las células cancerosas para asimilar y fermentar el azúcar. La activación de estos genes desencadena, como dice Clarissa Gerhäuser, del Centro Alemán de Investigación sobre el Cáncer (*Deutsches Krebsforschungszentrum*) en Heidelberg, un proceso que se intensifica a sí mismo: el metabolismo se modifica de tal forma que las células absorben gran cantidad de azúcar y, a la vez, permite a los genes responsables del metabolismo del azúcar ser cada vez más activos.

Además, durante este proceso de fermentación, los tumores afectan a su entorno produciendo ácido láctico. Acidifican de este modo los tejidos que los rodean, creando así el entorno idóneo para propagarse. Esto significa que la acidificación favorece la formación de metástasis.

No es nuestra meta hacer pensar que no hay nada más fácil que «apagar», de una vez por todas, los genes del cáncer. Pero es cierto que existen muchos métodos para influir en ellos. En laboratorio, algunos componentes vegetales (derivados del té verde, del brócoli o de la cúrcuma) han demostrado su capacidad de ralentizar –modificando la actividad de los genes– la absorción del azúcar en los tumores. De cualquier modo –y sería conveniente que los que recomiendan comer tal o cual alimento para prevenir o curar el cáncer reconocieran este hecho–, nadie sabe, a día de hoy, si este mecanismo funciona igual de bien en un cuerpo humano que en un laboratorio. Con la mayoría de las sustancias, nos damos de bruces con el problema de la baja concentración que pueden llegar a alcanzar en el organismo. Hemos oído hablar mucho de un componente antiinflamatorio que actúa contra las células cancerosas, el resveratrol, que, entre otros, se encuentra en el vino tinto. No obstante, antes de alcanzar las concentraciones necesarias de este componente tendríamos que beber tal cantidad de vino tinto que moriríamos intoxicados. Además, existen problemas de otra índole, como la dificultad que tiene el cuerpo humano para asimilar ciertas sustancias. Por ejemplo, la curcumina presente en la cúrcuma (y en el *curry*) tiene una escasa biodisponibilidad, lo que significa que el organismo la asimila en escasas cantidades.

Sin embargo, en lo que se refiere a las cetonas, la situación es diferente. Los experimentos llevados a cabo en animales han demostrado que cuando seguimos una dieta cetogénica, las cetonas alcanzan niveles de concentración que sí tienen un impacto sobre el patrimonio genético y que esta modificación de la actividad de los genes inhibe la inflamación y facilita la respiración celular (ver el capítulo 12), dos elementos que dificultan la evolución del cáncer.

En la naturaleza, un ecosistema intacto se ve mucho menos afectado por una inundación repentina o por una plaga de parásitos que uno cuyo equilibrio ha sido perturbado. En un ser vivo sucede lo mismo: cuando su cuerpo es un ecosistema intacto, su reacción a las perturbaciones de una enfermedad es mejor. Alimentándose de manera adaptada, el ser humano puede influir en su ecosistema corporal para así reaccionar mejor ante una enfermedad, y en particular ante un tumor.

Capítulo 6

LUCHAR CONTRA LOS NIVELES ELEVADOS DE AZÚCAR Y DE INSULINA

Para muchos tipos de cáncer, los avances terapéuticos son aún muy pequeños. Nuestra esperanza es que el futuro traerá consigo nuevas perspectivas. De hecho, algunas investigaciones han proporcionado resultados esperanzadores. Por un lado, se delimitan cada vez más y mejor los orígenes genéticos de los distintos tipos de cáncer.

Y por otro lado, durante estos últimos años, el metabolismo de las células tumorales ha sido objeto de investigaciones cada vez más punteras y, en este campo, muchas terapias de las llamadas «personalizadas» se hallan, en la actualidad, en vías de desarrollo. Queremos subrayar que algunos medicamentos utilizados desde hace tiempo para otras enfermedades, como por ejemplo la metformina (para el tratamiento de la diabetes), parecen ser eficaces en el ámbito de las terapias personalizadas.

Sin embargo, debemos ser realistas y admitir que, antes de que todos estos tratamientos personalizados, actualmente en estudio, estén disponibles para todos los cánceres, tendrá que transcurrir mucho tiempo, ya que requieren largas pruebas y una gran cantidad de dinero.

Sería cínico pedirles a los pacientes de cáncer que esperasen diez o veinte años a que las investigaciones sacasen a la luz un medicamento autorizado. Sería como decirles: «Lo sentimos, deberías haber esperado unos años más antes de ponerte enfermo».

Y sería aún más cínico si pensamos que ya existen posibilidades de aprovechar las características que poseen las células tumorales que las diferencian de las sanas. Podemos actuar en el ecosistema corporal para fortalecer las partes sanas del organismo, sin beneficiar a las células cancerosas, incluso inhibiéndolas. La dieta cetogénica es la mejor opción y la más fácil de llevar a cabo. Además, no se le conocen efectos secundarios y no supone gastos adicionales ya que en ella se usan alimentos comunes.

La dieta cetogénica es particularmente eficaz si se sigue durante y entre los ciclos de tratamientos anticancerígenos. De hecho, disponemos de muchos elementos que indican que refuerza los beneficios de la quimioterapia y la radioterapia y que, además, reduce los efectos secundarios.

En otro estudio muy interesante, se implantaron tumores cerebrales en dos grupos de ratones, uno de los cuales seguía una dieta normal y el otro, una dieta cetogénica. Los tumores crecieron mucho más en los ratones alimentados normalmente, muriendo bastante antes. Además, estos mismos ratones siguieron un tratamiento de radioterapia semejante al humano que ralentizó el crecimiento de los tumores, mientras que los tumores de nueve de los diez ratones que siguieron la

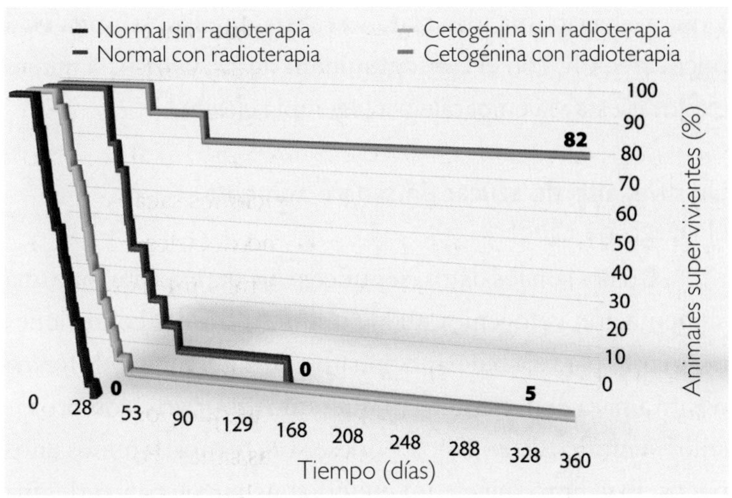

FIGURA 1. Una alimentación rica en materia grasa hace más eficaz la radioterapia en ratones con cáncer. Incluso sin tratamiento, los animales sometidos a la dieta cetogénica viven más tiempo que sus congéneres alimentados normalmente. La radioterapia prolonga la vida de los ratones. Todos los animales alimentados normalmente y sometidos a radioterapia mueren más tarde que sus congéneres no sometidos a tratamiento. Pero cuando los ratones son sometidos a radioterapia y, además, a la dieta cetogénica, la mayoría sobrevive: un ratón murió a los cincuenta días, mientras que otro incluso llegó a los noventa. Los tumores habían desaparecido en los nueve últimos ratones.

FUENTE: Abdelwahab et al. (2012) PLoS ONE 7 (5): e36197.

dieta cetogénica desaparecieron por completo. Juntas, la radioterapia y la dieta cetogénica ayudaron a su supervivencia.

Es verdad: los ratones no son seres humanos y los efectos de radioterapia más alimentación cetogénica deben ser objeto de más estudios clínicos profundos. Un estudio de este tipo, llamado Ergo2, está actualmente en curso, en Fráncfort. Consiste en el seguimiento de dos grupos de pacientes con tumores cerebrales; uno de los grupos sigue, durante su tratamiento de radioterapia, una dieta cetogénica y el otro, ayunos intermitentes. A pesar de que no conocemos los resultados, es importante que los pacientes de cáncer conozcan esta opción y que se hagan una idea clara y realista de ella. Así cada cual puede decidir, con el consentimiento de su médico, si quiere explorar esta vía en paralelo a la terapia clásica.

Un nivel alto de azúcar en sangre aumenta el riesgo de cáncer

¿Cuáles son los datos científicos que demuestran que una alimentación cetogénica puede influir, sobre las condiciones necesarias para el «buen funcionamiento» del tumor, de forma positiva para el paciente? No queremos aburrirte con protocolos científicos complejos, por eso solo te mostraremos unos pocos. Este libro sugiere un método que puede parecerles insólito a muchos; por lo tanto, es importante presentar –al menos brevemente– los fundamentos científicos –es lo mínimo que se puede hacer por respeto a aquellos que están buscando soluciones, sin efectos secundarios, para su enfermedad.

Estudios a gran escala muestran, claramente, que una glucemia (nivel de azúcar en sangre) elevada trae consigo un aumento del riesgo de cáncer. Por eso, los diabéticos padecen más cáncer que el resto de la población, sobre todo los que no llevan un control de su glucemia desde hace tiempo. Además, los enfermos de cáncer presentan, a menudo, tasas de glucemia elevadas. Por lo tanto, una esperanza de vida más baja está vinculada al aumento de las tasas de azúcar en sangre. Las células cancerosas se desarrollan con mayor rapidez en los pacientes que presentan niveles de glucemia semejantes a los de los diabéticos. Tienen, además, más movilidad y pueden, por lo tanto, formar metástasis más fácilmente. Es más, una tasa elevada de azúcar en sangre favorece la secreción de hormonas que estimulan la división de las células cancerosas y facilita el modo «fermentación» de los tumores, lo que las hace aún más agresivas. Las personas con cáncer deben esforzarse por bajar sus niveles de azúcar. Una dieta cetogénica las puede ayudar a conseguirlo.

Se trata de que la glucemia descienda hasta niveles normales y sanos, lo más bajos posibles, pero no de dejarlos a cero –eso sería mortal; de hecho, cierto nivel de azúcar en sangre es necesario para el organismo, por ejemplo para los glóbulos rojos.

La insulina: la hormona clave

La glucemia y la insulina están íntimamente vinculadas. Esta última es, sin duda, la hormona más conocida. Segregada por el páncreas después de una comida rica en glúcidos, ayuda a las células del organismo a asimilar rápidamente el flujo masivo de azúcar en la sangre. Este mecanismo es útil porque permite el abastecimiento de las células y la bajada rápida de la glucemia (no es sano tener una glucemia elevada).

Generalmente, las personas con cáncer presentan no solo glucemia, sino también niveles altos de insulina. Esto es perjudicial por dos motivos: por un lado, una tasa elevada de insulina, prolongada, favorece la secreción de hormonas y de los factores de crecimiento que las células cancerosas necesitan para dividirse y crecer; por otro, la insulina colabora, directamente, en el crecimiento de las células tumorales.

Unos valores elevados y persistentes de la insulina aparecen cuando las células normales del cuerpo dan la alarma de insulina, algo así como «¡Tomar azúcar!» porque cada vez pueden transformar menos cantidad de ella. Si eres «insulinorresistente», el nivel de azúcar se mantendrá elevado durante bastante tiempo. En cambio las células cancerosas no necesitan en absoluto la señal de alarma insulínica. Ellas pueden recoger el azúcar de la sangre y gestionar así su fermentación.

Es, por lo tanto, lógico recomendar a los enfermos de cáncer que vigilen sus niveles de insulina. De hecho, algunos medicamentos en estudio tienen esa meta. Aunque ya existe un método para conseguirlo. Este método tienen la ventaja de estar al alcance de todo el mundo: la dieta cetógena. La dieta cetógena permite bajar en conjunto las tasas de insulina, impidiendo la formación de «picos de insulina» después de las comidas.

Combatir la inflamación

La inflamación es uno de los factores ambientales que favorecen la aparición y proliferación de tumores dentro del ecosistema de nuestro cuerpo (ver el capítulo 5). Si una pequeña inflamación es útil para combatir a los agentes patógenos (un virus, una bacteria, una astilla), un proceso inflamatorio que se hace crónico es casi siempre perjudicial. Pues bien, una glucemia elevada provoca inflamación. Dicho de otro modo, las células cancerosas producen, ellas mismas, sustancias que provocan la inflamación de los tejidos vecinos. Sin embargo, la alimentación cetogénica tiene un efecto antiinflamatorio: no solo porque una débil glucemia provoca menos reacciones inflamatorias sino también porque los cuerpos cetónicos actúan como medicamentos, directamente en los genes, y detienen la inflamación (ver el capítulo 12).

Capítulo 7

FORTALECER LOS ELEMENTOS SANOS DEL ORGANISMO

La alimentación cetogénica puede afectar al proceso de crecimiento de los tumores y la concentración de ciertas sustancias –como el azúcar o la insulina– que benefician a las células cancerosas, es decir, actúa como una enfermedad para estas células, lo que es positivo desde el punto de vista del paciente. Es importante, también, actuar en favor de las partes sanas del organismo del paciente y de su salud en general, para así reequilibrar las fuerzas y fortalecer el cuerpo y la vitalidad.

La mayoría de las personas que mueren de cáncer no lo hacen a causa del tumor diagnosticado, sino por los efectos indirectos de la enfermedad o por las consecuencias de la metástasis. El creciente debilitamiento físico que acompaña al cáncer es debido, principalmente, a que el tumor toma el control del metabolismo para crear las condiciones idóneas que le permitan desarrollarse mejor. La consecuencia es que todas las partes sanas del cuerpo van perdiendo cada vez más energía. La persona se debilita y pierde peso y, casi siempre, masa muscular. En un estadio final, el tumor acaba incluso alimentándose de las proteínas del músculo cardíaco.

Fortalecerse

Debemos actuar en contra de este proceso de debilitamiento, frenarlo, revertirlo si es posible o, aún mejor, prevenirlo. Si una persona a la que se le acaba de diagnosticar un cáncer está sorprendida porque en realidad se siente en buena forma física, debe considerar esta situación como un golpe de suerte: tiene la posibilidad de actuar consciente y específicamente para seguir manteniéndose en forma. Es más afortunada que otras que van al médico porque se sienten débiles y mermadas físicamente y ven que pierden peso, para descubrir finalmente que sufren cáncer.

Sea cual sea la situación de la persona, debe saber que cuanto antes empiece a alimentarse para frenar el proceso de debilitamiento que acompaña al cáncer, mejor. Aumentará sus posibilidades de seguir sintiéndose en forma o de revitalizarse. Esto es válido también para aquellas que padecen agotamiento físico intenso: una buena alimentación es esencial y la mejor manera de luchar contra semejante deterioro físico es seguir una dieta cetogénica acompañada de cierta actividad física, si es posible.

Pérdida de peso: la señal de alarma

Resulta indiscutible que adelgazar no es señal de tener cáncer. Otros factores –el estrés, las patologías de la glándula tiroides, los cambios de estilo de vida, etc.– pueden influir en el adelgazamiento. Pero es importante ir a ver al médico cuando notemos que adelgazamos involuntariamente, para saber de qué se trata.
Las señales de alerta serían:

- Has perdido entre el 5 y el 10% de tu peso corporal, o más, en poco tiempo (en unos seis meses).
- Tienes menos apetito que de costumbre y ya no digieres las proteínas.
- Sientes, frecuentemente y sin motivo, un intenso cansancio.
- No solo pierdes grasa, sino también masa muscular.

En todos los casos es válido decir que lo mejor es que empieces a alimentarte así cuanto antes, pues resulta muy efectivo para la supresión de los procesos típicos del cáncer. Aumentan mucho las oportunidades de, a partir de ese momento, empezar a encontrarte bien y muy mejorado. También resulta francamente adecuado en estadios de consunción más avanzados. La dieta cetogénica combinada idealmente con un ejercicio practicado de forma regular es, con toda probabilidad, lo mejor que puedes hacer.

La inflamación crónica constituye una de las principales causas de la pérdida de masa muscular. El cáncer viene acompañado de una inflamación, imperceptible pero crónica, de todo el organismo, y esto es lo que produce agotamiento en los pacientes.

Después los neurotransmisores (moléculas-señal) recorren todo el cuerpo, favoreciendo así la transformación de las proteínas en el azúcar que alimentará al tumor. Estas moléculas-señal están compuestas de proteínas que serán luego las que les falten a los músculos.

Finalmente, las proteínas de los músculos son utilizadas por el tumor como «material de construcción» para su propio provecho.

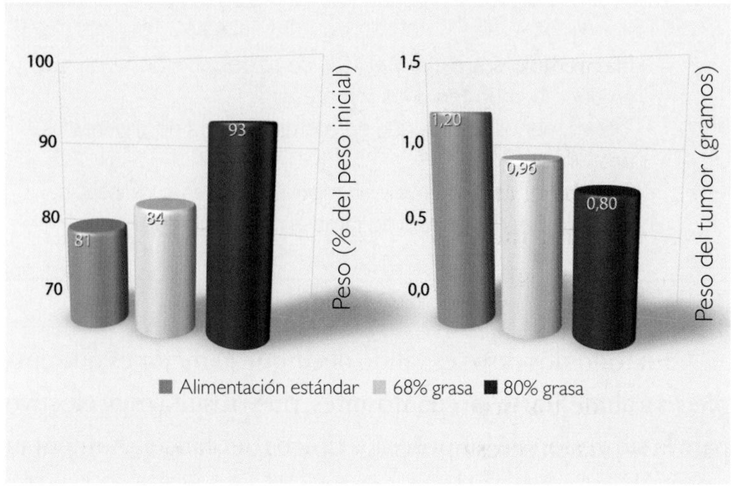

FIGURA 2. Una alimentación rica en materias grasas beneficia a los ratones con cáncer. Aquellos a los que se les administra una alimentación rica en materias grasas y pobre en glúcidos pierden menos peso que sus congéneres con una alimentación estándar rica en glúcidos; además, sus tumores crecen mucho más lentamente.

FUENTE: Tisdale *et al.* (1987) *Br. J. Cancer* 56: 39.

Para luchar contra esto es necesario, como hemos explicado, reducir el aporte energético y de material a las células cancerosas. Pero es también importante llevar energía y materiales a las células sanas. En todo cuerpo, sano o enfermo, se produce, constantemente, creación y destrucción de masa muscular y de grasa. En caso de cáncer, este equilibrio se ve perturbado y la pérdida de sustancia orgánica se impone a la creación.

La alimentación cetogénica permite invertir este proceso: mitiga las reacciones inflamatorias, las cetonas vuelven a proporcionar energía a las células sanas y las proteínas alimentarias son, de nuevo, asimiladas por el organismo, lo que permite aumentar la masa muscular sana si se acompaña de cierta actividad física. Cierto es que, en este caso, el tumor tendría también acceso a las proteínas, pero es preferible que se alimente de proteínas exógenas que de reservas del organismo.

Hace casi treinta años, experimentos llevados a cabo en ratones demostraron que una alimentación rica en materias grasas frenaba el crecimiento de tumores y hacía que los ratones perdieran muy poco peso. Se obtuvieron resultados parecidos con ratas.

Cuando los pacientes pierden peso

Uno de los primeros estudios independientes bien documentados en seres humanos lo llevaron a cabo médicos australianos a finales de los años setenta. El sujeto era una mujer con cáncer de pulmón con una importante pérdida de peso que detuvieron inyectándole una solución rica en grasa. Menos de diez años después, en Glasgow, el doctor Kenneth Fearon, prescribió a cinco de sus pacientes que habían perdido muchísimo peso la dieta cetogénica. Los cinco engordaron, de media, dos kilos en una semana. Se acusa a este tipo de estudio de hacer las pruebas a tan solo un pequeño número de pacientes. Pero, junto a la crítica negativa, los estadísticos no niegan que cinco resultados similares de un total de cinco, y dos kilos de media son ya un resultado significativo. Es más, otros estudios llevados a cabo después muestran resultados semejantes.

Los pacientes que siguen una alimentación cetogénica se sienten, en general, mucho mejor y ven cómo aumenta su calidad de vida. Esta mejoría fue, de hecho, ya registrada en el ámbito de los estudios sobre la reducción drástica del aporte de glúcidos, aunque no se verificó si los pacientes pasaron a estar en «cetosis». Uno de esos estudios fue dirigido por un médico especialista en enfermedades internas, Eggert Holm.

Hizo analizar la sangre de los pacientes en laboratorio y los resultados no solo confirmaron su mejoría, sino que demostraron también que sus reacciones inflamatorias habían disminuido. Otros estudios ratificaron que una alimentación a la vez rica en grasas y pobre en glúcidos bajaba en la sangre las señales de inflamación –y ya sabes que menos inflamación significa condiciones menos favorables para el crecimiento tumoral.

La toma de conciencia tardía de los expertos

Es verdad que las sociedades científicas que emiten las recomendaciones nutricionales aconsejan, ahora, a las personas con cáncer que consuman más grasas y menos glúcidos. Pero, desgraciadamente, este cambio es mínimo. De hecho, como ya informamos, la *Guía práctica* editada por la Liga Alemana contra el Cáncer solo recomienda una dieta rica en grasas a los pacientes con pérdida de peso importante. Sin embargo, y por las razones expuestas, los pacientes deberían adoptar esta dieta cuanto antes, para poder prevenir la pérdida de peso. Nunca se pronuncia la palabra *cetogénica* y aunque muchos enfermos aumentan su consumo de materias grasas, no disminuyen suficientemente el aporte de glúcidos como para dejar que su hígado empiece a producir cetonas. Esta nueva revolución es un avance en lo que respecta a la alimentación rica en glúcidos, tan ensalzada en el pasado, pero es un adelanto mínimo que no permite a los pacientes aprovecharse de los beneficios de las cetonas, a pesar de ser decisivas.

Capítulo 8

¿POR QUÉ «UN POCO MENOS» NO ES SUFICIENTE?

¿Por qué es tan importante, para una persona con cáncer, consumir sistemáticamente muy pocos glúcidos y mucha materia grasa? ¿Y por qué es importante que su organismo extraiga energía de las cetonas?

Para empezar, hay que resaltar que toda reducción del consumo de azúcar y otros glúcidos es positiva, al igual que un aumento del consumo de grasas «buenas», incluso si no se consigue hacer pasar al cuerpo al estado de cetosis. Este tipo de alimentación es conocido como «dieta LOGI (*Low Glycemic Index*: Bajo Índice Glucémico) y mucha gente la ha adoptado ya, de manera preventiva. Sin embargo, a los enfermos de cáncer, una dieta pobre en glúcidos les resulta más beneficiosa que una alimentación clásica, pero no es suficiente. Si quieren lograr el máximo provecho de su cambio de dieta deben, a la vez, aumentar significativamente el consumo de grasas y reducir drásticamente el consumo de glúcidos para empujar al organismo a extraer la energía que necesita de las cetonas. Porque, aparte de los glúcidos y la insulina, son estas pequeñas moléculas las que juegan un papel decisivo.

A las células cancerosas no les gustan las cetonas

Seguir una alimentación cetogénica significa alimentarse con una cantidad tan escasa de azúcar y otros glúcidos, y tan elevada en materias grasas, que el organismo empieza a abastecerse de energía de las cetonas. Estas cetonas las produce principalmente el hígado a partir de la materia grasa. Sin embargo, no te preocupes, aún queda suficiente azúcar en la sangre. Una parte de este azúcar proviene de la pequeña cantidad de glúcidos que contiene la alimentación y otra parte, del que genera el propio organismo y es utilizado por las células que no pueden vivir sin azúcar, como los glóbulos rojos. De hecho, la sangre contiene suficientes aminoácidos y ácidos grasos necesarios para el tejido muscular y el hígado. Cuando comparamos la sangre de una persona que consume muchos glúcidos y la de otra que sigue una dieta cetogénica, vemos que la diferencia es que esta última contiene una mayor cantidad de cetonas y menor de azúcar, además de las grasas y las proteínas (no se hallan prácticamente cetonas en la sangre de una persona con una alimentación rica en glúcidos). Distintos experimentos llevados a cabo en laboratorios prueban que este nivel elevado de cetonas y bajo de azúcar beneficia a las células sanas, pero no a las cancerosas, y esto es así con muchos tipos de cáncer, como ciertos tumores cerebrales, renales, de pecho y de colón, la leucemia, etc.

Parece que las cetonas no son aprovechables de ningún modo por las células cancerosas. Incluso es probable que puedan disminuir su malignidad. Sea como sea, muchos experimentos han demostrado que incluso las células cancerosas provistas de suficiente azúcar para alimentarse se debilitan cuando están rodeadas de cetonas. ¿Qué provoca esta debilidad? Lo ignoramos. El médico Eugene Fine del College

Albert Einstein, de Nueva York, presupone que las células cancerosas no gustan de las cetonas porque perturban su mecanismo de fermentación del azúcar.

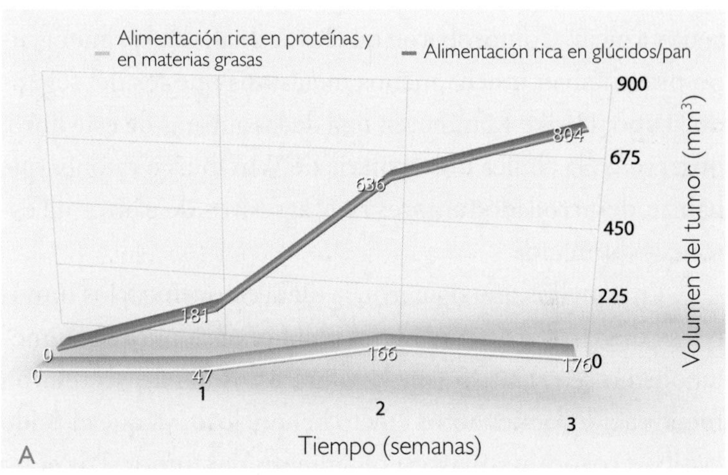

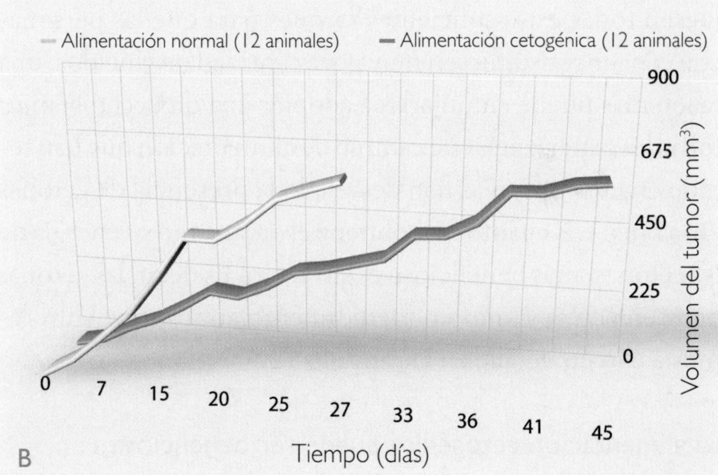

Figura 3. En ratas y ratones sometidos a una dieta rica en materias grasas y pobre en glúcidos, el crecimiento de los tumores es menos rápido que en sus congéneres alimentados con comida estándar (rica en glúcidos).

Fuente (A): Van Alstyne y Beebe (1913) *J. Med. Res.* 29: 217; (B) Otto *et al.* (2008) *BMC Cancer* 8: 122.

Experimentos llevados a cabo en animales han dado resultados similares. Por ejemplo, varios investigadores alimentaron a dos grupos de ratones con el mismo linaje y con tumores, a uno de ellos con agua y aceite vegetal y al otro con agua y azúcar. Comprobaron que los animales del primer grupo presentaban mucha menos metástasis que los del segundo grupo. Ulrike Kämmerer, una de las autoras de este libro, observó en la clínica universitaria de Wurzburgo ratones que habían desarrollado tumores muy agresivos de cáncer de estómago humano.

En aquellos que siguieron la dieta cetogénica, los tumores se desarrollaron mucho más lentamente porque su metabolismo se ralentizó (ver la figura 3). Además, secretaron menos ácido láctico, otro efecto beneficioso, ya que el ácido láctico provoca un mayor crecimiento del tumor. Por si no fuesen todas estas suficientes razones para que las personas con cáncer consumiesen muy poca cantidad de glúcidos, una razón más puede empujarlas a adoptar una dieta cetogénica: todas las experiencias de cambio de alimentación que han tenido efectos positivos han desvelado la presencia de cetonas en la sangre. Y cuanto más obtiene el organismo su energía de las cetonas, más beneficioso es su efecto. Es decir, las cetonas parecen actuar como un medicamento anticáncer. Volveremos a ello en detalle en el capítulo 12.

La alimentación cetogénica puede ser beneficiosa incluso para los pacientes «desahuciados»

Hasta ahora, pocos han sido los estudios llevados a cabo en seres humanos. Las razones de esta lamentable situación están resumidas en el recuadro siguiente.

¿Por qué hay tan pocos estudios clínicos?

Muchos médicos critican aún la dieta cetogénica para pacientes con cáncer. Justifican esta actitud argumentando que se han hecho pocos estudios en seres humanos (lo que se llama estudios o ensayos clínicos).

La verdad es que sería muy beneficioso estudiar en profundidad, cualitativa y cuantitativamente, el impacto de la alimentación cetogénica en estos pacientes. Pero si la investigación avanza tan despacio es por las siguientes lamentables razones:

- Los estudios clínicos son extremadamente caros. Y los principales mecenas del mundo médico que tendrían la posibilidad de financiarlos, es decir, las farmacéuticas, no muestran ningún interés en estudiar algo cuyos resultados no les permitirán ganar dinero.
- Llevar a cabo unos ensayos clínicos sobre una dieta alimentaria y llegar a resultados ABSOLUTAMENTE FIABLES (es decir, que no dejen lugar a dudas) es una empresa ardua que requiere, además, mucho tiempo. Normalmente, el método más fiable y objetivo, el que ofrece la validación más precisa, ya que no está sometido a imprecisiones ni ambigüedades, es el estudio aleatorio, controlado y doble ciego. «Controlado» quiere decir que se prueba un principio activo en un grupo de personas y un placebo en un segundo grupo. Pero no existe, evidentemente, un placebo para una dieta alimentaria, porque cada manera de alimentarse tiene un impacto. Además, un estudio clínico debe ser llevado a cabo «en doble ciego», es decir, ni los examinadores ni los pacientes deben saber qué grupo toma el principio activo y qué grupo el placebo. Este modo de actuar no puede aplicarse a la alimentación porque es imposible ocultar a las personas implicadas si su dieta es rica en grasas o no.
- Hasta ahora, los organismos de control han autorizado ensayos clínicos sobre la alimentación cetogénica solo en el caso de estar agotadas las demás opciones terapéuticas. Esto quiere decir que los pacientes estudiados estaban muy enfermos e incluso algunos extremadamente debilitados por

sus tratamientos. Así pues, de los dieciséis participantes en el primer estudio sobre la alimentación cetogénica para pacientes de cáncer de Wurzburgo, dos fallecieron al principio del estudio y muchos otros no pudieron seguir porque los cambios que implica esta alimentación eran demasiado difíciles de soportar, debido a lo avanzado de su enfermedad.

Por el bien de todos debemos exigir más estudios clínicos financiados por subvenciones públicas –o por generosos multimillonarios–. Hasta que se realicen esos estudios, a pesar de la escasez de ensayos clínicos en humanos, estamos en disposición de recomendar la dieta cetogénica debido a que disponemos de los suficientes elementos que demuestran que esta alimentación es beneficiosa –y no perjudicial– para las personas con cáncer.

Los datos y experiencias proporcionados por los enfermos de cáncer muestran claramente que cuando conseguimos hacer pasar al organismo a estado de cetosis, es decir, cuando comienza a usar, principalmente, las cetonas como fuente de energía, los efectos positivos se manifiestan. Por supuesto, es importante preguntarse por la tolerancia a la dieta cetogénica. Ulrike Kämmerer y Melanie Schmidt llevaron a cabo en Wurzburgo la primera investigación al respecto. Se trataba de un estudio modesto, como todos los estudios piloto, en el que participaron en total dieciséis personas. La clínica autorizó a los dos responsables a aceptar solo a pacientes por los que la medicina clásica –quimioterapia, cirugía y radioterapia– ya no podía hacer nada.

El comienzo fue, pues, difícil. Sin embargo, la mayoría de los pacientes que participaron en el estudio clasificaron la alimentación cetogénica como «buena» o «muy buena». Y aunque en todos ellos, la enfermedad alcanzó un estadio avanzado, dos tercios de los que siguieron el protocolo de seis a doce semanas sintieron mejorar su bienestar general, su calidad de vida y su vitalidad. Y todos los que consiguieron terminar el estudio, es decir, que completaron las doce semanas, recuperaron un estado de salud estable.

Desde entonces, se han llevado a cabo otros pequeños estudios de este tipo que han mostrado no solo que una amplia mayoría de los pacientes toleraba muy bien la alimentación cetogénica, sino que les aportaba muchos beneficios –bajada de los niveles de azúcar y de insulina en sangre y ralentización e incluso detención del crecimiento del tumor–, incluidos aquellos que habían seguido toda clase de tratamientos antes. Y, dato importante: cuantas más cetonas contenía la sangre de los pacientes, mejores eran los resultados.

Poco antes del cierre de esta edición en alemán, se presentaron en el «Update Ernährungsmedizin» de Múnich los primeros datos de la evaluación provisional del estudio KOLIBRI. Nos muestran que las pacientes que han seguido la alimentación cetogénica durante 20 semanas han conseguido mejor relación musculatura/grasa corporal que las de otros grupos (alimentación «low carb» o según las recomendaciones de la DGE).Tenían también menor nivel de triglicéridos y un colesterol HDL más alto entre las integrantes de los tres grupos estudiados. Son valores muy deseables para el estado actual de las investigaciones médicas. Las cifras asociadas al riñón y al hígado resultaron sorprendentemente estables. Las pacientes no padecieron ninguno de los problemas que habían pronosticado los críticos del método. En la evaluación de los deportes, los cetopacientes también evidenciaron que una alimentación rica en grasas podía influir positivamente en su capacidad de rendimiento deportivo. Todas soportaron muy bien la dieta cetogénica. Los datos definitivos se conocerán a partir del año 2016 y entonces se hará pública la valoración completa del estudio.

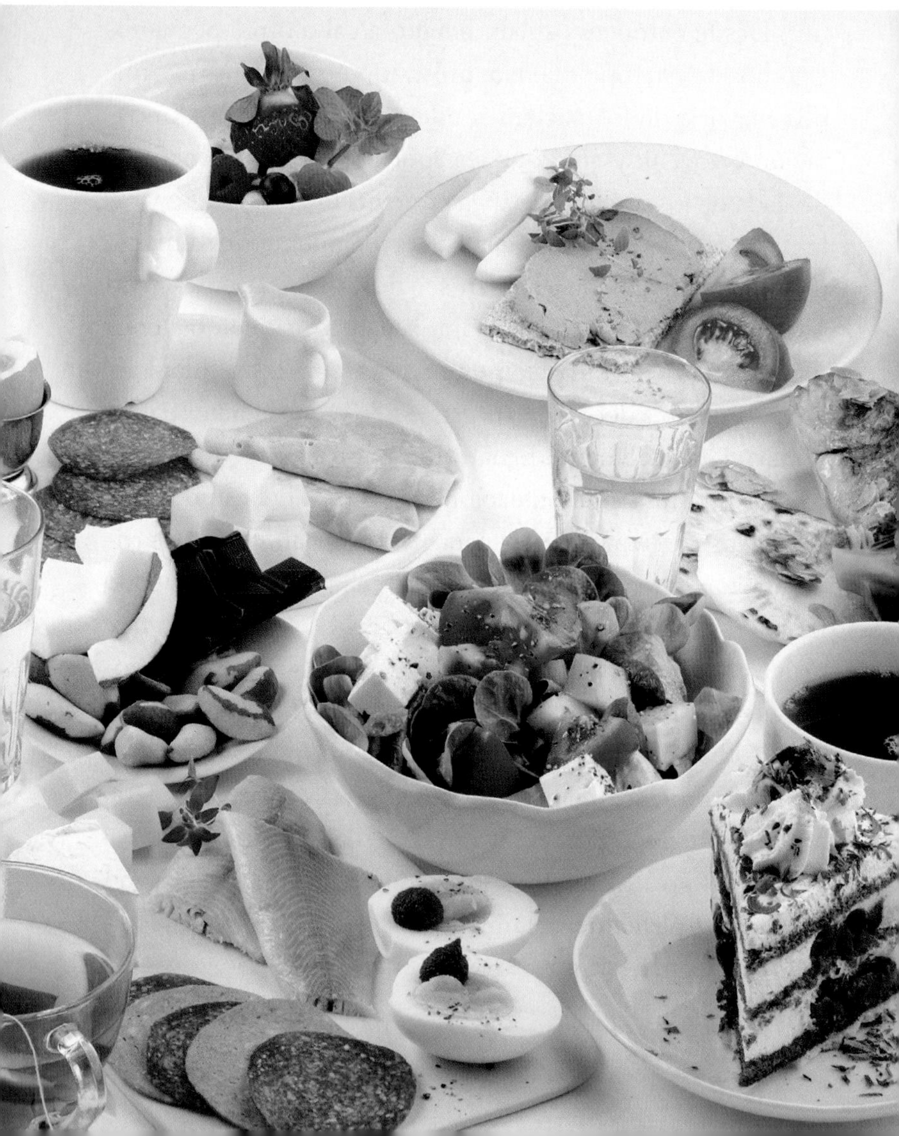

CAPÍTULO 9

¿Y SE SUPONE QUE ES SALUDABLE?

Actualmente, la creencia generalizada es que comer grasa es perjudicial para la salud. Sin embargo, entre «comer grasa» y «engordar», el vínculo causa-efecto es menor que entre «comer dulce» y «engordar». De hecho, lo que se conoce como «la epidemia de sobrepeso y obesidad» que afecta a los países industrializados no apareció junto al aumento del consumo de grasa; al contrario, cuantos más glúcidos y productos bajos en grasas (productos *light*) consumía la gente, más engordaba.

Salvo algunas excepciones, comer grasas es de todo salvo perjudicial para la salud. Por ejemplo, ¿quién se atreve a demonizar una cucharada de aceite de oliva biológico? Y sin embargo, el aceite de oliva está compuesto en un 100% de materia grasa. Otro ejemplo: el coco está, actualmente, de moda como alimento sano y se le otorga incluso la capacidad de frenar el alzhéimer ¡aunque su parte comestible es, principalmente, materia grasa! Sin embargo, el aceite de coco es muy rico en grasas saturadas, que tienen muy mala fama, al contrario que los aceites de lino y otros aceites vegetales considerados como grasas «buenas» porque son insaturadas.

Los «buenos consejos»... totalmente obsoletos

Hace décadas que nos repiten las mismas aparentes verdades sobre las materias grasas. Estas «verdades» hacen que los industriales de la agroalimentación ganen mucho dinero, porque los alimentos *light* son más baratos de producir pero se venden más caros que el resto. Y, sin embargo, los beneficios que prometen son simple y llanamente falsos. De hecho, muchos investigadores, como Walter Willet, nutricionista jefe desde hace veinte años de la Universidad de Harvard y, sin duda, el especialista en nutrición más influyente del mundo, ahora lo admiten. Sus recomendaciones no son, ni de lejos, las mismas hoy que hace diez o veinte años. Willet empezó por aconsejar «consumir pocas materias grasas» y, algunos años más tarde, lo completó con «evitar las grasas saturadas porque son perjudiciales». Actualmente, aún se pone en contra de unas pocas y muy específicas materias grasas, como las grasas industriales hidrogenadas, que conocemos como grasas «trans». Investigaciones llevadas a cabo en todo el mundo muestran que prácticamente todas las demás materias grasas tienen un efecto neutro o beneficioso para la salud. En cierta ocasión, al final de una de sus conferencias, alguien le preguntó si esto significaba que él y sus colegas habían estado dando, durante mucho tiempo, consejos equivocados. Willet contestó que las recomendaciones correspondían a los conocimientos de la época y que sí, de hecho, estaban equivocadas. Esto no impide que muchos supuestos expertos sigan dando consejos obsoletos –y por lo tanto perjudiciales para la salud.

En cambio, lo que no es en absoluto perjudicial, tanto para las personas sanas como para los enfermos del corazón, es sustituir el queso blanco *light* por otro con un 40% de materia grasa, los filetes de ternera magra por costillas con vetas de grasa, la margarina *light* por mantequilla, etc. Adoptar una alimentación rica en materias grasas es de especial interés para las personas con cáncer, sabiendo, además, que no beneficiará a la enfermedad.

Los opositores de la dieta cetogénica pregonan que consiste en comer charcutería, manteca y queso. Esto es, por supuesto, falso y muestra una falta total de objetividad. La alimentación cetogénica es variada y sabrosa y típicos de ella son el salmón a la plancha, el aguacate, la salsa de ajo, las espinacas rehogadas, la ensalada verde con tomates cherry, las nueces, la vinagreta con limón y eneldo, etc.

Las células cancerosas se vuelven locas por los plátanos

No debes temer, por seguir una alimentación pobre en glúcidos, tener carencias de vitaminas, oligoelementos y otras sustancias vegetales con una potencial acción anticáncer. Existen muchos vegetales sabrosos y ricos en vitaminas y minerales que no contienen casi nada de glúcidos pero que, en cambio, encierran fitonutrientes que sabemos que frenan la actividad de los genes del cáncer. En la dieta cetogénica podemos comer incluso algunas frutas, en cantidades moderadas, como por ejemplo frambuesas.

Sin embargo, un solo plátano puede acabar con todos los beneficios de la dieta, aunque se siga con total disciplina.

Debes saber que la mayoría de las frutas que consumimos, hoy día, son seleccionadas por su sabor dulce. Contienen mucho más azúcar en general y fructosa en particular que las verduras; pero ni lo uno ni lo otro es aconsejable para las personas con cáncer.

Y ¿qué ocurre con la carne (y la casquería)? Es rica en vitaminas, sobre todo vitamina A y las del grupo B. Contiene además ácido fólico, zinc y muchos otros micronutrientes. Pero lo que resulta particularmente interesante es que todos los micronutrientes presentes en la carne tienen una mejor biodisponibilidad que los de los vegetales, es decir, el organismo los asimila en mayores cantidades. Es el caso de los folatos (vitamina B_9), cuya forma más sana y asimilable por el ser humano procede de la carne, más que de cualquier otra fuente (incluidos los complementos alimenticios). De hecho, asimilamos mucho mejor el hierro –así como los micronutrientes– que contiene la carne que el que se encuentra en los vegetales.

Si un salchichón comprado a precio rebajado no es precisamente un concentrado de vitaminas –aunque mucha charcutería lleve vitaminas añadidas para su conservación–, sí lo es un filete de carne de ternera biológica con vetas de grasa que contiene ácidos grasos omega-3, considerados como buenos para la salud. Por su parte, la casquería proporciona gran cantidad de vitamina C.

¡Come materias grasas de buena calidad!

¿No puedes permitirte comprar en una carnicería biológica? Ningún problema, puedes adquirir productos más asequibles, con la condición de que tengan mucha materia grasa, suficientes proteínas y muy pocos glúcidos esto basta para seguir una alimentación cetogénica.

Sin embargo son siempre preferibles, cuando sea posible, los productos frescos, de calidad, de animales criados según las necesidades de su especie.

Resulta innegable que la carne procedente de un animal cebado, en contra absoluta de sus necesidades naturales, con soja, maíz, alimentos concentrados y antibióticos no es tan beneficiosa para la salud que la misma carne procedente de un animal alimentado en pastos. Algunos estudios han demostrado que países como Australia, en donde se consume principalmente carne de animales alimentados con pasto, el número de cánceres de colon es inferior al de otras regiones del planeta en las que los criadores respetan menos las necesidades de los animales.

¿Y el colesterol?

En este punto de la lectura, probablemente te habrás preguntado: «si como tanta grasa, ¿aumentará mi colesterol?». Sí, es posible, pero no perjudicará tu salud porque lo que aumentará será el nivel de colesterol HDL (o colesterol «bueno»). Debes saber que un bajo nivel de colesterol HDL conlleva un riesgo para la salud cardiovascular –es el colesterol LDL (o colesterol «malo») el que hay que reducir–. Generalmente, la dieta cetogénica no tiene ninguna repercusión sobre los niveles de LDL o en todo caso, si la tiene, esta repercusión es beneficiosa.

Además del colesterol, los niveles de triglicéridos en sangre son otro factor de riesgo. Pero la alimentación cetogénica, casi siempre (o siempre), los baja.

Se aprecia una mejora de los niveles de colesterol y de triglicéridos en la mayoría de las personas que pasan de una dieta rica en glúcidos a una dieta rica en materias grasas, aunque puede suceder que en ciertos casos el cambio de alimentación conlleve un aumento de las tasas de colesterol LDL. A día de hoy, la ciencia no ha encontrado una explicación a este fenómeno. Uno de los motivos pueden ser posibles factores genéticos. Otro, la asociación de una alimentación cetogénica con una actividad física intensa: parece ser que la combinación de estos dos factores crea una especie de «modo economía» del organismo producido por la tiroides, además de una débil asimilación del colesterol LDL en sangre. Como resultado de ello, el nivel de colesterol LDL aumenta. Si estos datos son correctos, los entrenamientos intensos tan recomendados en la actualidad no serían tan beneficiosos como se cree. Por este motivo y otros (ver el capítulo 10), los deportes de resistencia y la musculación, disciplinas que no agotan por completo al organismo, nos parecen los más adecuados para las personas con cáncer.

En caso de hacer un seguimiento médico de la dieta cetogénica, recomendamos un análisis de sangre completo y, si es necesario, uno de la tiroides. Si estos análisis revelan que ciertos niveles necesitan ser equilibrados con medicamentos, puede que este reequilibrio corrija también, de paso, los niveles de LDL.

¿Qué cantidad de proteínas se deben consumir?

Antes de poder contestar a esta pregunta, es importante ser consciente de la importancia de las materias grasas para tu salud e, incluso, dejar de demonizarlas. De hecho, alguien que elimina los glúcidos de su alimentación pero no se atreve a comer materias grasas acabará por eliminarlas también. En este caso, solo queda en el menú las proteínas y la fibra de los vegetales resistentes a la digestión pero que no aportan ninguna caloría. Si la fibra alimentaria no da ningún problema, no podemos decir lo mismo de una alimentación en la que la mayor parte de las calorías son suministradas por las proteínas, que conlleva ciertos riesgos para la salud, como por ejemplo daño a los riñones. Es más, una persona que consume muchas proteínas no conseguirá llevar su cuerpo hasta un estado de cetosis.

Los enfermos de cáncer necesitan tomar proteínas porque un tumor avanzado suele deteriorar el conjunto de los músculos. Las proteínas son, por lo tanto, esenciales en la alimentación. Las recomendaciones nutricionales oficiales, como las del Consejo Nacional de Alimentación y Nutrición, la autoridad alimentaria estadounidense, aconsejan un aporte de proteínas diario de hasta el 35% de la energía.

Pero este porcentaje sería excesivo en el ámbito de la alimentación cetogénica porque una cantidad tan alta de proteínas impediría entrar en estado de cetosis. Por eso, cuando eliminamos al máximo los glúcidos, conviene acompañar a los alimentos proteicos con una buena cantidad de aceites y otras materias grasas, lo que evitará el exceso de proteínas y protegerá los riñones (para saber más acerca de las proteínas, ver el capítulo 11).

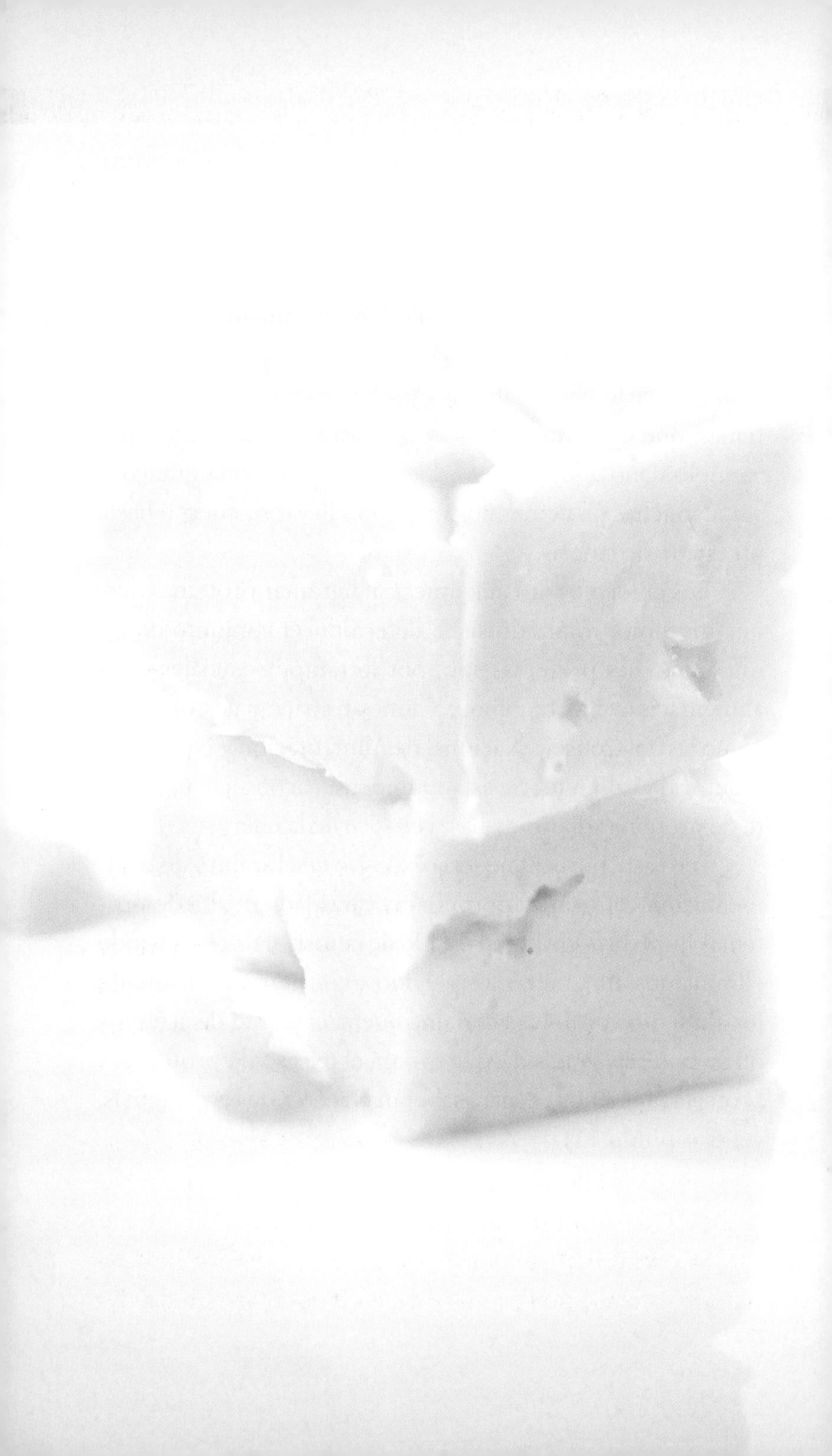

Capítulo 10

EJERCICIO: UN PLUS PARA LA SALUD

Las personas con cáncer pueden hacerse cargo de su situación no solo con la alimentación. También pueden pedir ayuda psicológica o practicar el método de atención plena (*mindfulness*), lo que les aportará no solo beneficios para su psique, sino también un impacto a nivel fisiológico, aumentará su bienestar e, incluso, alargará sus vidas. Es importante regalarse momentos de alegría y relax en compañía de personas que apreciamos, amigos o familiares; hacer un hueco en nuestra vida para los entretenimientos y aficiones; mantener con la pareja una relación llena de ternura, y sobre todo, lo más importante, no dejarse desmoralizar por el diagnóstico ni por las recaídas temporales. Es fundamental concederse, frecuentemente, momentos para olvidar la enfermedad y darse un capricho. Decir que la risa es el mejor de los medicamentos es exagerado, pero su influencia beneficiosa sobre nuestro bienestar está científicamente demostrada.

Invitamos a todos aquellos que desean seguir una dieta cetogénica a que no descarten cualquier otra opción que les haga sentir bien. No podemos hablar de todo detalladamente pero nos gustaría centrarnos en las ventajas de la actividad física, por tres razones. Primero, porque se han demostrado científica y rotundamente sus beneficios; segundo, porque la alimentación cetogénica y el deporte tienen muchos puntos en común en su forma de actuar en el organismo, y tercero, porque ambos completan y refuerzan sus efectos positivos mutuamente.

Primero superación, después victoria

La idea de hacer deporte les parecerá absurda a algunos, sobre todo a los que se encuentran muy débiles por la enfermedad o los tratamientos. Esta reacción es comprensible. Pero es verdad que la actividad física en general y el deporte en particular será muy beneficioso para ellos. Es cierto que a menudo esta dolencia cansa –o agota– física o psicológicamente y que es necesario una dosis extra de motivación. Sin embargo, está al alcance de la mayoría de las personas que padecen cáncer realizar a diario una actividad física moderada e ir aumentando gradualmente, cada semana, la intensidad. Muchas pueden, incluso, practicar uno, o varios, deportes de verdad. Los pacientes más debilitados, ya sea por la enfermedad, por una intervención quirúrgica o por las terapias, deben empezar con suavidad e ir intensificando muy lentamente la actividad física. En este caso es útil dejarse asesorar por un médico y, quizás, ir a sesiones de fisioterapia. Quienes consiguen permanecer activos físicamente de forma regular sienten, enseguida, los efectos beneficiosos, tanto físicos como psicológicos, y no piensan en abandonar.

¿Podemos hacer deporte sin la energía de los glúcidos?

Los beneficios de la actividad física se notan desde el primer día, ¡y sin que sea necesario comer barritas de cereales atiborradas de azúcar ni enormes platos de pasta! De hecho, cada vez más atletas suprimen diariamente de su alimentación el azúcar y los feculentos, a la vez que llevan un entrenamiento intensivo, y solo recurren a altas dosis de glúcidos en las competiciones. De este modo, se aseguran un aumento óptimo de la masa muscular, adquieren mucha más resistencia y se entrenan de manera más eficiente. Los culturistas saben esto desde hace tiempo: aproximadamente el 60% de las calorías que ingieren son materias grasas y a estas le añaden un generoso aporte de proteínas para favorecer el crecimiento de la masa muscular –pero apenas toman glúcidos.

Al principio, el cambio de dieta conlleva una bajada de las condiciones físicas. Pero bastan unas pocas semanas para sentir un aumento de la vitalidad. Es la conclusión de los distintos estudios que ha llevado a cabo el internista estadounidense Stephen Phinney. De hecho, el organismo necesita un tiempo de adaptación: cuando cambia la composición de los alimentos que consume debe aprender a producir las enzimas necesarias para transformarlos. Un bajón de energía, al principio, no debe desanimarte, al contrario: indica que tu organismo reacciona como es debido.

¿Cuáles son los beneficios de la actividad física?

Igual que la alimentación cetogénica, la actividad física actúa en varios niveles y es beneficiosa para las personas que sufren cáncer (ver la figura 4). Frena distintos procesos que favorecen la enfermedad, como la inflamación; reduce la fermentación intracelular característica en las células cancerosas y baja los niveles hormonales que estimulan su desarrollo; favorece la respiración de las células sanas y el aumento de la masa muscular, lo que permite luchar contra el deterioro muscular; favorece el sistema inmunitario; e incrementa el bienestar psicológico. Puede, además, reducir alguno de los efectos secundarios de la quimioterapia y la radioterapia.

El deporte actúa, por lo tanto, en gran parte sobre los mismos procesos que la alimentación cetogénica, y ambos se complementan. Los beneficios que nos aporta están demostrados en varios tipos de cáncer. Los investigadores Robert Newton y Daniel Galvao resumen de este modo los conocimientos que existen sobre este tema:

> Los resultados de muchos estudios prospectivos muestran, sin ningún género de dudas, que una actividad deportiva asidua aumenta entre un 50 y un 60% la posibilidad de los enfermos de sobrevivir a un cáncer; hasta ahora la demostración más impactante se ha producido en los casos de cáncer de mama y de colón.

¡Entre un 50% y un 60% de posibilidades de sobrevivir! Cualquier grupo farmacéutico que lanzase al mercado un medicamento con semejante eficacia y sin efectos secundarios ganaría miles de millones. Según estos dos científicos, el deporte es, de hecho, el más importante y útil de los tratamientos complementarios en caso de cáncer.

Ejercicio: solo lo necesario

Lo ideal sería aumentar, ligeramente, cada semana la duración, la frecuencia y la intensidad de la actividad física hasta alcanzar el nivel adecuado a cada uno. Pero ¿cómo averiguar ese nivel? Para contestar a esta pregunta existe una sencilla norma: «escucha a tu cuerpo».

Si intentas subir el nivel de la actividad pero te sientes cada vez más cansado y no consigues aumentar tu rendimiento, ¡baja la intensidad! También puedes hacer largas pausas entre dos sesiones de entrenamiento: los tiempos de descanso son tan importantes y eficaces como la actividad deportiva. En el tema del deporte, igual que en muchos otros, es importante actuar con moderación.

El deporte favorece...

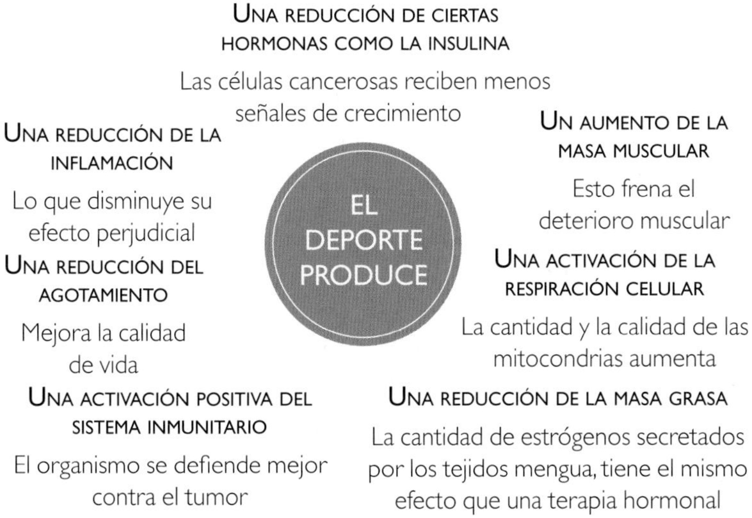

FIGURA 4. La actividad física actúa en distintos niveles. Según el caso, puede impedir, o al menos frenar, alguno de los factores perjudiciales que favorecen el crecimiento de los tumores o que debilitan a los pacientes. La alimentación cetogénica produce los mismos efectos.

Aquí también, las investigaciones proporcionan resultados concretos. Un estudio llevado a cabo con ciento veinte mil mujeres con cáncer colorrectal mostró que lo que más las beneficiaba era una actividad física moderada de seis a nueve horas semanales de duración. Más deporte no les proporcionaba ningún beneficio pero tampoco las perjudicaba. Con la condición de no caer en el extremo, una actividad deportiva un poco intensa no es contraproducente. En los hombres, la duración óptima de la actividad física era un poco mayor. De este modo, se demostró que moviéndose (un paseo a buen ritmo es suficiente) más de nueve horas por semana, los hombres que padecían un cáncer colorrectal reducían al máximo el riesgo de morir. El deporte de resistencia y la musculación de intensidad moderada son las actividades más beneficiosas. Por el contrario, los entrenamientos muy intensos que llevan el organismo al límite del agotamiento son desaconsejables.

La actividad deportiva aumenta...

- La masa muscular.
- La tensión y la fuerza muscular.
- El rendimiento cardiovascular.
- La distancia máxima que somos capaces de recorrer andando o corriendo.
- La eficacia del sistema inmunitario.
- La resistencia física.
- La movilidad.
- La calidad de vida.
- Los niveles de hemoglobina.

La actividad deportiva reduce...

- Las náuseas.
- La masa grasa.
- El cansancio y el agotamiento.
- Los efectos secundarios de los tratamientos.
- La inflamación.
- La duración de la hospitalización.
- La frecuencia cardíaca.
- La tensión arterial.
- El estrés, la depresión y la ansiedad.

Date un capricho: ¡es bueno para la salud!

Te invitamos a encontrar la actividad física que te guste (puede ser más de una) y a darte un capricho. No es preciso esforzarse. Un estudio canadiense demostró que las tareas domésticas y el ejercicio físico que se realizan mientras se trabaja no tienen casi ningún efecto beneficioso sobre los enfermos de cáncer, al contrario que dos buenos paseos semanales. Experimentos llevados a cabo con ratones dieron resultados parecidos: los animales encerrados en jaulas de laboratorio que corrían de manera monótona en sus ruedas desarrollaron más tumores y volumen que aquellos que disponían de un «área de juegos» espaciosa en la que podían divertirse con sus congéneres. Los investigadores hallaron en el organismo de estas últimas un cóctel de sustancias que estaban actuando a distintos niveles contra el cáncer.

Dicho de otra manera, una buena disposición a la hora de llevarla a cabo es tan importante como la actividad física en sí. Las posibilidades son infinitas: caminar solo cada mañana a buen ritmo, apuntarse a *aquagym*, jugar al *squash* con

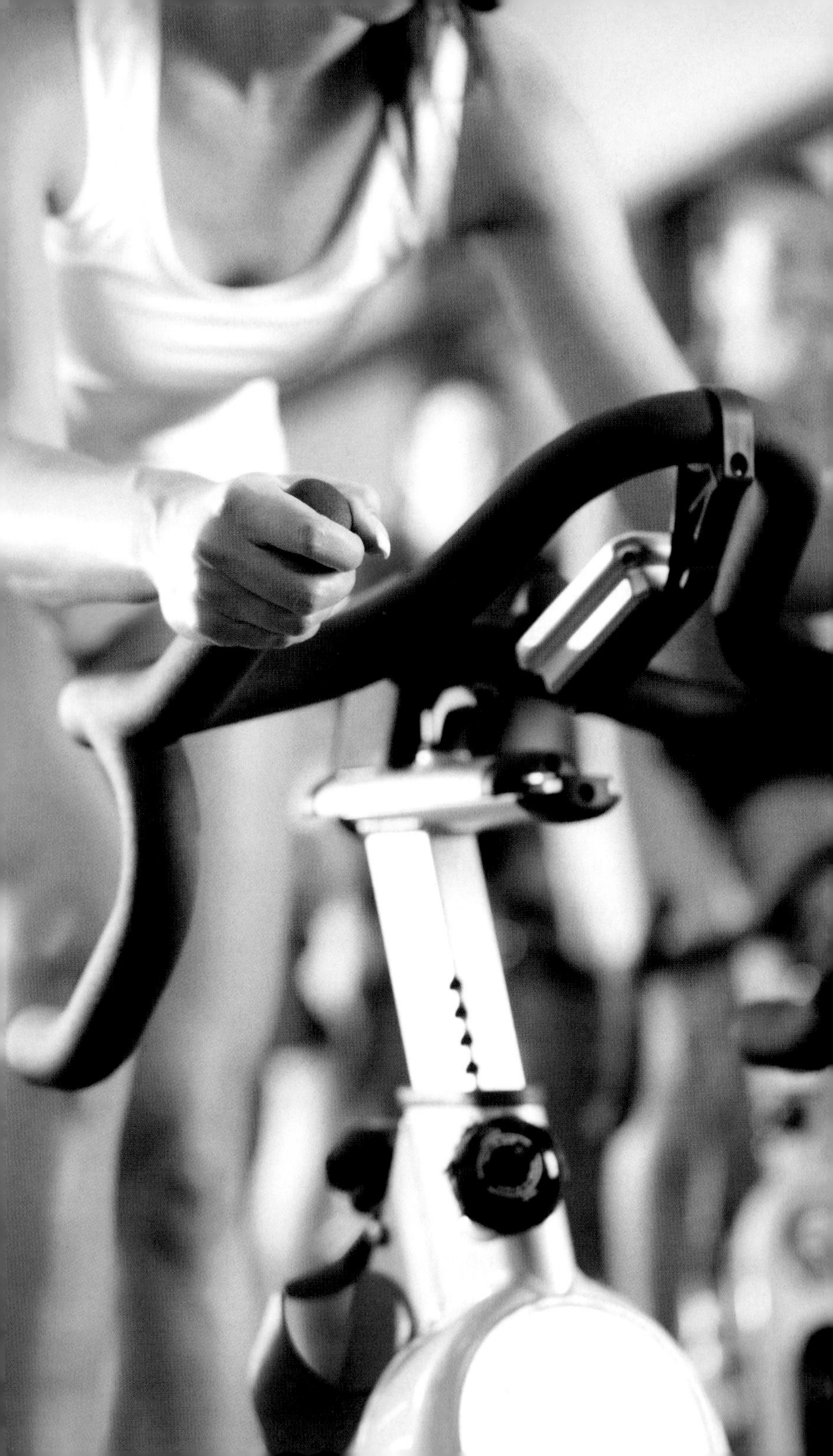

un amigo antes de ir juntos a la sauna. Cada uno debe encontrar la actividad que le guste y practicarla, sin estrés y sin presión, para olvidarse, durante unas horas, de los problemas. Y cuanto antes empieces a moverte, una vez hecho el diagnóstico, mejor –y más fácil será integrar la actividad física en el día a día–.

Cuando te cueste motivarte, ¡recuerda que «una actividad deportiva asidua aumenta entre un 50 y un 60% la posibilidad de los enfermos de sobrevivir a un cáncer»! Sin mencionar que, después del esfuerzo, te sentirás muy bien.

Capítulo 11

¿ES, DE VERDAD, EL AYUNO UNA SOLUCIÓN ALTERNATIVA?

Desde hace algún tiempo, venimos oyendo hablar del ayuno como terapia anticáncer. Los médicos se muestran, generalmente, muy escépticos al respecto, y con razón. De hecho, los enfermos pierden ya mucho peso, masa muscular y fuerza debido al cáncer y los efectos secundarios de los tratamientos. Ningún médico quiere agravar este debilitamiento. Por otro lado, la esperanza de eliminar por completo un tumor con un simple ayuno, aunque sea severo, no tiene ningún fundamento. El ayuno puede, efectivamente, frenar o incluso detener el crecimiento tumoral, pero el proceso se reiniciará en cuanto la persona vuelva a comer.

Pues bien, si el ayuno es capaz de afectar al tumor, ¿por qué no buscar una manera –que pueda prolongarse en el tiempo– de obtener este mismo efecto sin que el paciente adelgace? Se suele decir que la restricción calórica es una solución alternativa al ayuno completo. Es verdad que muchos animales de laboratorio que recibieron una alimentación escasa durante largos períodos, mejoraron su salud y vivieron mucho más tiempo que sus congéneres. Pero también es cierto que estaban excesivamente delgados y tenían constantemente hambre. Si gozas de buena salud y quieres vivir mucho tiempo pero renunciando a las calorías y a los placeres del paladar, eres libre de intentarlo. Sin embargo, esta no es una estrategia adaptada a las personas con cáncer porque es importante para ellas no debilitarse aún más.

Minimizar los efectos secundarios de los tratamientos

Existen otras maneras de beneficiarse de los efectos positivos del ayuno sin adelgazar y de forma permanente. Una es comer sin restricción calórica cinco días por semana y, dos días seguidos, hacer ayuno o, al menos, no tomar más de 600 kilocalorías por día. Entre las personas que experimentaron el ayuno intermitente (como el periodista de la BBC Michael Mosley, que hizo un reportaje sobre su experiencia), muchas notaron una bajada de su glucemia, de sus niveles de insulina en sangre, así como de ciertos factores de inflamación. Y algunos factores de crecimiento importantes se vieron reducidos, también, a la mitad. Todo esto puede ayudar a los pacientes de cáncer.

Varios estudios llevados a cabo con ratones han demostrado que alternar ciclos de ayuno con alimentación normal no los hacía adelgazar pero combatía los tumores tan eficazmente como la quimioterapia. Y, lo que es más interesante, cuando a los animales se les aplicaba quimioterapia, los efectos secundarios eran mucho menos importantes y los resultados mucho más positivos que en otros ratones a los que solo se les administraba ese tratamiento médico o solo hacían ayuno.

Otros estudios, también llevados a cabo en pacientes con cáncer –algunos aún están en curso–, han demostrado que los participantes toleraban bien el ayuno con quimioterapia y que se encontraban mucho mejor que los que solo seguían quimioterapia. La explicación es que cuando se reduce la alimentación, las células sanas tienen la opción de pasar a modo «situación de emergencia», lo que las protege del estrés producido por el hambre y también, aparentemente, del producido por la quimioterapia. El paciente se encuentra mejor y le es más fácil soportar el tratamiento. En cambio, para las células cancerosas las cosas se complican. Como funcionan de un modo distinto a las células normales, carecen de mecanismo de «situación de emergencia». Estresadas por el hambre, se vuelven vulnerables a las sustancias tóxicas de la quimioterapia.

El impacto positivo del ayuno (continuado o intermitente) no tiene, en realidad, nada que ver con la restricción calórica. En caso de cáncer y de tratamiento de quimioterapia, parece que es la reacción al estrés mencionado, lo que protege a las células sanas pero no a las cancerosas. Hay también otro elemento concluyente: cuando se ayuna, no solo reducimos el aporte calórico. También reducimos el aporte de nutrientes esenciales para la vida. Es por eso por lo que algunos científicos prefieren hablar de «restricción nutritiva» más que de «restricción calórica» y, según ellos, el factor clave es la disminución en el aporte en nutrientes –o, al menos, de algunos nutrientes–. Sabemos, por ejemplo, que los ratones que se alimentan normalmente, en lo que a calorías se refiere, viven más tiempo cuando consumen menos cantidad de cierto aminoácido esencial (para saber más sobre los componentes esenciales de las proteínas, ver la página 131).

¿Quiere decir esto que hay que reducir el consumo de proteínas? Es un consejo que oímos a menudo. Hemos comprobado que el cáncer evolucionaba más lentamente en los animales de laboratorio cuando se los alimentaba con menos proteínas o pocos aminoácidos esenciales. Sin embargo, es muy poco probable que podamos aplicar este método con éxito en los seres humanos. Aquí, el escepticismo se activa, por las mismas razones que para la restricción calórica. Una carencia de aminoácidos esenciales puede provocar muchos efectos negativos y, sobre todo, un debilitamiento del sistema inmunitario, que desempeña un papel crucial en las personas con cáncer; estas pueden tener problemas para cicatrizar heridas o experimentar un empeoramiento de la debilidad muscular.

Pero los ratones muestran el mismo efecto de disminución del crecimiento del tumor tanto con una limitación de las proteínas en su alimentación como si se les suministra una dieta extremadamente rica en proteínas (con tal de que se les haya reducido la ingesta de glúcidos)

En la alimentación cetogénica la proporción de proteínas –que impiden la debilidad muscular y evitan que el sistema inmunitario se debilite aún más– no se reduce, pero tampoco se aumenta. Lo que se reduce es el aporte de glúcidos, por lo que la mayoría de las calorías provienen de la materia grasa. La cetosis tiene efectos parecidos a los del ayuno completo: protege las células sanas mientras lucha contra las cancerosas. En general, los estudios llevados a cabo con animales de laboratorio nos hacen suponer que la alimentación cetogénica tiene efectos tan beneficiosos como cualquier tipo de ayuno.

Por tanto, desaconsejamos totalmente el ayuno severo de varios días para las personas con cáncer, incluido el ayuno de cuarenta y dos días llamado «cura de Breuss», tan a menudo presentado como un tratamiento anticáncer, que consiste en tomar infusiones y medio litro al día de caldo de verduras, ya que debilita demasiado el organismo.

Existen otras maneras de beneficiarse de los efectos positivos del ayuno. El ayuno intermitente es una opción que merece ser probada, a condición de comunicárselo al médico. Por otra parte, la dieta cetogénica asociada, si es posible, a una actividad física regular permite beneficiarse de los efectos positivos del ayuno, con la ventaja de no presentar los efectos negativos de este, si se hace correctamente.

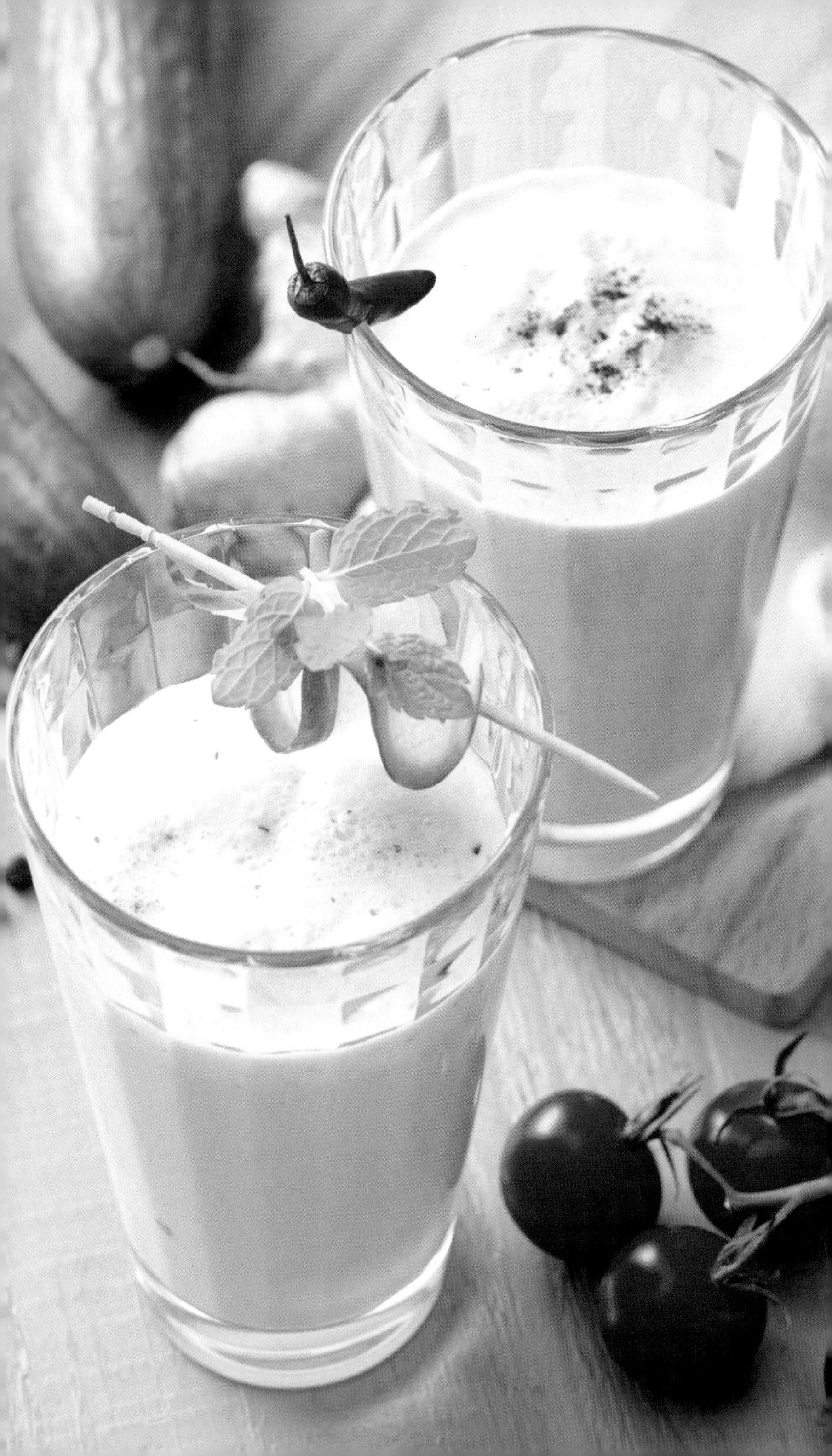

Capítulo 12

LAS CETONAS: ¿SON UN MEDICAMENTO?

Cuando una persona sigue la dieta cetogénica, su hígado empieza a producir cetonas. Cada vez disponemos de más datos que demuestran que estas moléculas actúan como un fármaco. Esto quiere decir que el hígado, que se encarga de la eliminación de los medicamentos, genera él mismo una especie de «medicamento». Algunos indicios apuntan a que este remedio producido por el organismo actúa contra distintas patologías, en especial contra enfermedades y trastornos neurológicos como la epilepsia, el alzhéimer y el párkinson, las migrañas, los dolores generalizados y la esclerosis en placas, y también contra los problemas del metabolismo, que afectan a tantas personas en el mundo –obesidad, síndrome metabólico, diabetes, etc.– y contra los procesos inflamatorios patológicos como el asma, la artritis, el reuma o la hepatitis. Y contra el cáncer.

Todas estas patologías forman parte de las llamadas «enfermedades de la civilización». ¿Es posible, entonces, que nuestra alimentación moderna y «civilizada» acarree un estado de carencia cetónica anormal, antinatural y nocivo para la salud? Depende de lo que entendamos por «natural», porque el azúcar, el trigo, el maíz y las patatas se consideran alimentos esenciales solo desde la aparición de la agricultura y no siempre el ser humano ha podido saciar su hambre con una golosina azucarada –por no mencionar los refrescos–. Pero otro factor juega un papel importante: la manera que tiene el organismo de transformar los alimentos.

Así, por ejemplo, incluso los animales totalmente veganos, como los gorilas, solo pueden asimilar una cuarta parte de la fruta y las hojas de las que se alimentan como azúcar y almidón; su flora intestinal debe transformar las tres cuartas partes restantes en ácidos grasos de cadena corta para que sus organismos puedan asimilarlas.

El ácido butírico

El ácido butírico es, sin lugar a dudas, el ácido graso de cadena corta más importante. Desempeña un papel fundamental en la salud de la mucosa intestinal. Se trata de un sano nutriente que, al contrario que el azúcar, solo puede ser quemado durante el proceso de respiración celular (eficiente manera de producir energía que las células cancerosas agresivas no tienen a su disposición). Además, actúa directamente sobre la información genética de las células de la mucosa y se asegura de que cumplen con su deber –por un lado, transportar de forma localizada los nutrientes desde el intestino hasta la sangre, y por otro, impedir el paso de sustancias indeseables– correctamente durante toda su vida.

Para ello, las células de la pared intestinal deben estar perfectamente unidas y no dejar ningún espacio entre ellas, como si fuesen las láminas de un suelo de parqué, un lado orientado hacia la cavidad intestinal y el otro hacia el torrente sanguíneo, actuando, como la piel, de frontera entre nuestro organismo y el mundo exterior.

Una de las primeras fases del cáncer colorrectal es la alteración de esta estructura tan ordenada: las células pierden su forma angulosa y su orientación. Ya no saben dónde está el exterior (la luz intestinal) ni el interior (el sistema circulatorio) y no son capaces de llevar a cabo su doble función.

Cuando cultivamos células intestinales en una placa de Petri, observamos fenómenos asombrosos. Alimentadas con azúcar adoptan forma esférica, no entran en contacto las unas con las otras y se comportan como células cancerosas. Alimentadas con ácido butírico, por el contrario, adoptan una forma parecida a la de la mucosa sana. Dicho de otro modo, las células cancerosas vuelven a ser, poco a poco, células normales. Observamos también que pierden su «apetito» por el azúcar ya que absorben menos cantidad incluso si lo tienen a su disposición.

El ácido butírico produce efectos indudablemente positivos. Uno de los cuerpos cetónicos que crea el hígado se denomina ácido beta-hidroxibutírico, y ambas moléculas apenas se distinguen la una de la otra. Es por eso por lo que algunos investigadores estudiaron el ácido beta-hidroxibutírico, para determinar si sus efectos eran similares a los del ácido butírico (estudiado en animales). La respuesta fue un rotundo sí. Es más, estos efectos son extremadamente variados. En un comunicado del Instituto Gladstone, centro de investigación estadounidense que hizo este descubrimiento, leemos lo siguiente:

> Los investigadores han identificado un nuevo mecanismo, producido por una alimentación pobre en glúcidos y en calorías, llamado «dieta cetogénica», que permite ralentizar los efectos de la edad y que [...] podría, un día, permitir a los científicos prevenir o curar las patologías de la edad, como las enfermedades cardiovasculares, el alzhéimer y muchos tipos de cáncer.

Queremos indicar que a lo largo de este estudio, solo una parte de los animales siguieron una alimentación «pobre en glúcidos y en calorías». Los demás fueron alimentados normalmente y recibieron inyecciones de ácido beta-hidroxibutírico. En estos últimos, se comprobó que los efectos observados los produjeron las cetonas, no la reducción del aporte de calorías. Un resultado que muestra, claramente, que la alimentación cetogénica puede tener los mismos efectos positivos que el ayuno y que las cetonas son la sustancia clave que permite obtener estos efectos positivos.

Efectos del ácido beta-hidroxibutírico sobre el cáncer

Los experimentos llevados a cabo con el ácido beta-hidroxibutírico han demostrado que tiene un impacto directo sobre el patrimonio genético, protegiendo el ADN de alguno de los desórdenes típicos de las células cancerosas. Desde hace ya algún tiempo, conocemos otras sustancias que causan el mismo impacto: los «inhibidores de HDAC (histona deacetilasa)», unas sustancias anticáncer muy prometedoras sometidas actualmente a un amplio estudio por parte de la comunidad médica.

El ácido beta-hidroxibutírico además tiene también propiedades antiinflamatorias. Este cuerpo cetónico no solo es un excelente nutriente para las células de nuestro organismo, sino que también presenta múltiples efectos terapéuticos.

Dicho de otro modo, las cetonas juegan un papel fundamental en los principales elementos de una vida sana: la alimentación, el deporte e incluso el equilibrio psicológico. Favorecen el descanso porque inhiben la acción del nervio simpático, responsable de la excitación, la hiperactividad y la ansiedad. De hecho, las personas que siguen una dieta cetogénica aseguran que se sienten más equilibradas y relajadas.

Si todo lo que acabas de leer es cierto, ¿por qué las alertas en contra de la cetosis están a la orden del día? ¿Será por el sufijo «-osis», que nos hace pensar en patologías inquietantes como la trombosis, la tuberculosis o las psicosis? En realidad, hay que saber que este sufijo indica sencillamente un estado o un proceso, como la hipnosis, la metamorfosis o la ósmosis, que no tiene por qué ser una patología. Es también posible que la cetosis se considere peligrosa por su parentesco con la acidocetosis. Esta última, es cierto, es una complicación mortal de la diabetes, pero solo aparece en personas diabéticas que no se inyectan la insulina que necesitan. Debemos precisar que, en el caso de la acidocetosis diabética, el nivel de cetonas es mucho más elevado que el que obtenemos con la alimentación cetogénica; en la acidocetosis el organismo ha perdido el control y no consigue autorregularse. En una situación normal, el propio organismo controla el estado de cetosis para que no sea peligroso, sino beneficioso.

Para pasar al estado de cetosis, ni siquiera es necesario comer mucha carne y grasa animal. Nuestros parientes los orangutanes son la prueba. Armados con tiras de orina, varios investigadores se adentraron en la selva virgen para analizar las gotas de orina que estos monos arborícolas dejaban caer desde las copas.

Resultado: aunque se alimentaban solo de vegetales, los investigadores comprobaron, en muchas ocasiones, que los orangutanes se hallaban en estado de cetosis.

Capítulo 13

¡LA ALIMENTACIÓN CETOGÉNICA NO ES UNA «DIETA MILAGRO» MÁS PREDICADA POR CHARLATANES!

La alimentación cetogénica reduce la glucemia y los niveles de insulina. Pero su efecto más importante es, sin lugar a dudas, la producción de cetonas por el organismo. ¿Pueden ser las cetonas un medicamento milagro? Siempre hay que mostrarse escépticos ante cualquier medicamento milagro porque suelen no ser efectivos salvo para llenar las billeteras de charlatanes codiciosos y gente sin escrúpulos. Sin embargo, en el caso de las cetonas, ¿quién podría sacar provecho, de forma deshonesta, de su potencial terapéutico puesto que es el propio organismo el que las produce?

Sin duda los criadores de vacas lecheras, que proporcionan la materia prima para la elaboración de mantequilla y queso, estarán contentos de oír que, por una vez, se da una versión distinta a las advertencias en contra del colesterol. Esto es válido también para los productores de aceite y los cultivadores de frutos secos y otros alimentos oleaginosos, quienes no se opondrán a que todo el mundo sepa que el resultado de su trabajo puede servir de materia prima para la producción de medicamentos creados por el propio organismo. A pesar de ello, hasta ahora, estos gremios no se han hecho notar por su lucha a favor de la alimentación cetogénica. Así que parece ser que las cetonas no despiertan ningún interés económico directo. Esto elimina la primera –y más evidente– razón por la que las cetonas podrían suscitar algún recelo.

No solo está el motivo económico: también deben tenerse en cuenta los posibles intereses religiosos o ideológicos: las recomendaciones a favor de la alimentación vegana tienen, por ejemplo, un trasfondo ideológico. Dicho esto, no podemos descartar que un sistema de creencias cualquiera pueda hacer suya una idea. Pero sería una pena –y contraproducente–. De hecho, la alimentación cetogénica no necesita apoyarse en una doctrina para ser convincente: los datos científicos hablan por sí mismos.

Un recién nacido aún no tiene opinión, pero si no tuviese la capacidad de producir y quemar cetonas, en el mejor de los casos, su desarrollo cerebral se resentiría; y en el peor, el niño no sobreviviría. Solo en la edad adulta podemos permitir o impedir la producción de cetonas a través de nuestra elección de alimentos: es necesario un aporte continuo de glúcidos de fácil asimilación para que las tasas de cetonas en sangre desciendan a niveles muy bajos, que hoy día son considerados «normales».

No obstante, lo que hoy se considera normal, en realidad, no lo ha sido durante la mayor parte de la historia de la humanidad, como ya hemos comentado. Nuestros antepasados comían lo que encontraban y estos alimentos los llevaban, a menudo, a un estado de cetosis. Y cuando no encontraban nada que llevarse a la boca, durante un tiempo vivían en ayunas, que los hacía entrar, también, en estado de cetosis; las cetonas se convertían, así, en su principal fuente de energía.

En realidad, la tradición de ayunar, que encontramos en casi todas las culturas y religiones, podría considerarse como la única «ideología» vinculada a las cetonas. Pero hay que relativizar estas palabras, porque ningún texto sagrado ni ningún dogma evoca las cetonas que el organismo produce durante el ayuno. Por ello, al contrario que tantos productos milagro, las cetonas no pueden vincularse a ningún sistema de creencias ni a ninguna empresa estafadora.

Seamos claros, las cetonas no son un «remedio milagro»: los milagros son, por definición, inexplicables, mientras que la acción de las cetonas es, a día de hoy, conocida incluso a nivel molecular. La alimentación cetogénica tampoco es una «dieta milagro»: se trata de una forma de alimentarse sabrosa, cimentada en investigaciones científicas y que, asociada a la actividad física constante, constituye, sin duda, una de las mejores estrategias que se puedan aconsejar a las personas con cáncer.

PARTE II

Los nutrientes

FUNDAMENTOS DE LA COCINA CETOGÉNICA

Pasemos a cuestiones más prácticas. ¿Cuáles son los alimentos más adecuados para la dieta cetogénica? ¿En cuáles de ellos encontramos qué nutrientes? ¿Cuántos glúcidos podemos tomar? ¿Qué alimentos contienen las mejores materias grasas y las mejores proteínas? ¿Cuáles son las combinaciones de alimentos más adecuadas? ¿Cuáles son los mejores modos de cocción? ¿Qué ingredientes debemos evitar porque son ricos en glúcidos o presentan otras características contraproducentes para la dieta cetogénica? La segunda parte de este libro hablará, concretamente, de los alimentos y contestará a todas estas preguntas.

Rápidamente te darás cuenta de que, cuando sigues una dieta cetogénica, no tienes por qué renunciar a los placeres del paladar; al contrario, vas a descubrir nuevos ingredientes, nuevos aromas y nuevos sabores que te encantarán. La selección de alimentos y condimentos es, prácticamente, infinita tanto si eres un apasionado de la cocina como un adepto de los sándwiches o los congelados.

Verás que hacer la compra y preparar los platos de la dieta cetogénica no presenta ninguna dificultad y que la cocina cetogénica es, a la vez, muy nutritiva y sabrosa –lo sabemos por experiencia.

Los nutrientes que todo ser humano necesita: grasas, proteínas y micronutrientes

El ser humano debe extraer de los alimentos todo lo que necesita para abastecerse de energía y mantener su organismo. Con la ayuda de las bacterias de la flora intestinal nuestro cuerpo es capaz de transformar, de forma precisa, algunos nutrientes para elaborar otros y, así, responder a sus propias necesidades.

No obstante, somos incapaces de sintetizar algunos nutrientes, que ha de suministrarnos nuestra alimentación. Son los «nutrientes esenciales».

Cierta cantidad de ácidos grasos y de aminoácidos forman parte de esos nutrientes esenciales. Provienen de las materias grasas y de las proteínas animales y vegetales. Nuestro organismo los necesita para sintetizar otros ácidos grasos o aminoácidos, o para unirlos a las grasas y proteínas que dan forma al cuerpo.

De la misma manera, extraemos de la alimentación los micronutrientes. Se trata, principalmente, de los minerales y las vitaminas, que también son «esenciales».

Con los glúcidos es distinto. Es verdad que el organismo humano necesita glúcidos –sobre todo para abastecer a los glóbulos rojos, que solo pueden extraer su energía del azúcar, o para crear nuevos componentes celulares–, pero no le resulta difícil sintetizarlo, en cantidades suficientes, a partir de proteínas y grasas. Esto significa que no forman parte de los nutrientes esenciales, es decir, no es, en absoluto, necesario consumirlos. Podemos vivir perfectamente sin ingerir glúcidos.

¿Qué ocurre en el organismo cuando ingerimos glúcidos?

Todas las células del cuerpo de un ser humano pueden utilizar la glucosa procedente de los alimentos como fuente de energía, pero la mayoría no la necesitan. De hecho, cuando el cuerpo humano tiene pocos glúcidos a su disposición, el hígado empieza a fabricar cetonas a partir de la materia grasa de los alimentos o de las reservas de grasa del organismo. Estas cetonas son quemadas por las células y proporcionan energía de forma eficiente (esto es el metabolismo respiratorio celular). Cuando un ser humano deja de consumir alimentos glucídicos, el hígado proporciona el carburante necesario para las escasas células que no pueden vivir sin nada de azúcar. El hígado es, pues, capaz de sintetizar las cantidades exactas de glucosa que el organismo necesita. Este proceso se llama «neoglucogénesis».

Cuando alguien sano come un alimento rico en glúcidos, como la pasta, se producen las reacciones siguientes: en el momento de la digestión, estos glúcidos son transformados en glucosa; las células de la mucosa intestinal absorben esta glucosa y la mandan al torrente sanguíneo –lo que explica el aumento de la glucemia (es decir, el nivel de azúcar en sangre)–; finalmente activa la secreción de la hormona del páncreas, la insulina, que ordena a las células que extraigan esta glucosa del torrente sanguíneo. El resultado es que la glucemia se reduce rápidamente.

Pero, a la larga, el azúcar –o los glúcidos que se transforman rápida y fácilmente en azúcar– puede perjudicar al organismo, incluso si goza de buena salud. Este riesgo afecta, sobre todo, a las personas que consumen, a diario y durante años, grandes cantidades de glúcidos. De hecho, este comportamiento da lugar a subidas de los niveles de azúcar e insulina en sangre varias veces al día. Estos «picos» de glucemia y de insulina, por un lado, favorecen la inflamación; por otro, provocan que las células normales sean, cada vez más, insensibles a la insulina. Este fenómeno, denominado «insulinorresistencia», acarrea un aumento de la glucemia, por lo que se necesitan unos niveles de insulina cada vez más elevados para permitir a las células absorber el azúcar del torrente sanguíneo. Cuando la producción de insulina se hace insuficiente (el páncreas termina por agotarse), se desarrolla diabetes tipo II, también llamada «diabetes del adulto».

Los glúcidos son un riesgo para las personas con cáncer

Quienes sufren cáncer necesitan los mismos nutrientes que las personas sanas. Sin embargo, a muchos les afecta el fenómeno de insulinorresistencia y, por lo tanto, les cuesta metabolizar los glúcidos. El tumor, por su parte, necesita mucho azúcar –pero no insulina para asimilarlo.

Cuando un enfermo de cáncer consume alimentos ricos en glúcidos, creyendo que así recuperará las fuerzas, ocurren los fenómenos siguientes: debido al proceso de insulinorresistencia, las partes sanas del organismo no son capaces de sacar partido de esa energía, que solo es aprovechada por el tumor para su propio desarrollo; la fermentación del azúcar produce un desecho, el ácido láctico, que el tumor libera a su alrededor y que le ayuda a propagarse por todo el organismo, y por último, el hígado vuelve a transformar este ácido en azúcar que es, de nuevo, enviado al torrente sanguíneo.

Los nutrientes que deben consumir con moderación los pacientes de cáncer

Lo vemos claramente: una persona con cáncer no solo no necesita más glúcidos que una sana, sino que, en su caso particular, están totalmente desaconsejados porque alimentan al tumor, sobre todo, porque impiden al organismo del enfermo abastecerse de energía, Como hemos visto, cuando los alimentos absorbidos contienen pocos glúcidos, el hígado produce cetonas, que constituyen una excelente fuente de energía para casi todas las células del organismo y, además, no necesitan insulina para ser asimiladas. Este es el motivo por el que los enfermos de cáncer deben evitar a toda costa los alimentos que su organismo pueda transformar en azúcar –empezando por el propio azúcar.

Los nutrientes que necesitan los pacientes de cáncer

El organismo produce cetonas a partir de las materias grasas, lo mismo que ocurre cuando ayunamos. Los primeros días, se produce una disminución de la masa muscular porque esta pasa a ser la encargada de proporcionar azúcar al organismo (neoglucogénesis). Pero este fenómeno ocurre, simplemente, porque el hígado necesita cierto tiempo para empezar a secretar la cantidad suficiente de enzimas para producir cetonas: en cuanto se liberan las enzimas, el organismo empieza a recurrir a las reservas de grasa y a producir cetonas. La grasa acumulada y las cetonas son, a partir de entonces, las que proporcionan la energía necesaria al corazón, el cerebro, los músculos y casi todos los demás órganos y tejidos.

A los enfermos de cáncer se les recomienda, a menudo, que ayunen. Esto es un error, ya que el ayuno hace que no solo pierdan las reservas de grasa, sino también masa muscular, algo que hay que evitar a toda costa mediante una alimentación adaptada.

Los alimentos deben aportar a los pacientes exactamente lo que necesitan. Para las personas delgadas, esto significa que deben tomar las materias grasas con las que el hígado creará cetonas. Para aquellas con sobrepeso, el hígado puede usar las reservas de grasa corporal para producir cetonas. Sin embargo, todas ellas han de consumir suficientes, aunque no demasiadas, proteínas para mantener la masa muscular que pierden, por las siguientes razones:

- Los tumores toman las proteínas de los músculos para usarlas como «material de construcción».
- El azúcar que produce el organismo proviene, en gran parte, de la degradación de las proteínas, por lo tanto, de los músculos.
- Las sustancias inflamatorias, a menudo presentes en grandes cantidades en los cuerpos de los enfermos de cáncer, se crean a partir de los músculos. Para compensar esta destrucción muscular, se deben consumir alimentos que aporten proteínas de calidad.

Quien consume menos glúcidos debe ingerir más grasas

La alimentación cetogénica programa al organismo para que produzca cetonas sin hacer uso de las reservas (el ayuno es, también, cetogénico en ese sentido: implica una producción de cetonas pero no es una manera de alimentarse). Para conseguirlo son necesarias tres condiciones:

1. Consumir muy pocos glúcidos; si no el organismo no entrará en modo «producción de cetonas».
2. Consumir muchas materias grasas, o el organismo acudirá a sus propias reservas de grasas.
3. Consumir suficientes proteínas para compensar la pérdida de masa muscular típica del cáncer y que debilita tanto a los pacientes.

En resumen, el cambio de alimentación que recomendamos a los enfermos de cáncer se basa en tan solo estos tres puntos:

1. Suprimir un nutriente que ni siquiera un organismo sano necesita y que, lejos de ser beneficioso para los pacientes de cáncer, es muy perjudicial —LOS GLÚCIDOS.
2. Sustituir la energía que ya no suministran los glúcidos por otro grupo de nutrientes indispensables para todo ser humano, sea cual sea su estado de salud —LAS MATERIAS GRASAS.
3. Sustituir todos los componentes que los tumores extraen de las células sanas, pero que son absolutamente necesarios para el sistema inmunitario, por una cantidad suficiente de nutrientes indispensables para todo ser humano, sea cual sea su estado de salud —LAS PROTEÍNAS.

Los nutrientes clave: las materias grasas

En una dieta pobre en glúcidos, las materias grasas aportan al organismo la mayor parte de las calorías que necesita. Será preciso, pues, añadir a tu alimentación una cantidad de materias grasas similar a las calorías provenientes de los glúcidos que has dejado de consumir. Las materias grasas son las que le van a proporcionar a tu cuerpo la energía que va a necesitar para funcionar –moverse, realizar las funciones vitales del sistema inmunitario, etc.

La mayor parte de nuestras células son capaces de quemar directamente los componentes de la materia grasa para producir energía, pero no sucede lo mismo con las cancerosas porque su metabolismo es distinto al de las células sanas. Además, las grasas permiten que el hígado sintetice las cetonas que, en caso de alimentación pobre en glúcidos, proporcionan (en vez de los glúcidos) la energía necesaria para la mayoría de los tejidos, en especial el cerebro.

Existen muchos tipos de materias grasas, ya sean de origen animal o vegetal: sólidas o líquidas, con o sin sabor, estables o sensibles a la oxidación, etc. Estas diferencias vienen de las distintas combinaciones de ácidos grasos presentes en la naturaleza o, en lo que respecta a los distintos sabores, de la presencia de diversas trazas de sustancias animales o vegetales. Los ácidos grasos pueden quemarse directamente en las células o transformarse antes en cetonas, y como estas pueden tener distintos efectos sobre la salud, especialmente, sobre ciertos procesos muy importantes en el cáncer, como la inflamación. La mayoría de las materias grasas son aptas para una alimentación cetogénica, pero algunas deben consumirse con moderación, como veremos a continuación.

¿Qué materias grasas elegir?

Es verdad que no todas las materias grasas son adecuadas pero, al contrario de lo que nos han repetido durante décadas, la mayoría son inofensivas e incluso muy beneficiosas y en absoluto peligrosas para la salud. Las materias grasas perjudiciales son muy escasas: entre ellas están las grasas hidrogenadas industrialmente, llamadas «trans», que –y esto es una buena noticia– desde hace algunos años son cada vez más difíciles de ver en los alimentos procesados que se venden en los comercios.

Como en todos los ámbitos, no se trata más que de seguir un equilibrio: si consumimos demasiada cantidad de ácidos grasos omega-3, muy sanos para la salud, es probable que dejen de ser beneficiosos.

Por eso, en la dieta cetogénica, es importante respetar los tres principios siguientes:

1. Consumir un amplio abanico de materias grasas (saturadas, monoinsaturadas, poliinsaturadas).
2. Tomar las materias grasas respetando sus características.
3. Ingerir las materias grasas con cuidado, procurando que sean frescas.

De hecho, el mejor de los aceites vegetales se estropeará si se calienta demasiado o si se somete a un proceso de conservación inadecuado. Los aceites ricos en ácidos grasos poliinsaturados, por ejemplo, deben conservarse en recipientes cerrados y protegidos de la luz porque con esta y al contacto con el oxígeno se oxidan y su calidad se altera. Existen también aceites de buena calidad que se conservan mejor y soportan temperaturas más elevadas. En la tabla de la página 269 encontrarás los distintos tipos de materias grasas con sus condiciones óptimas de almacenamiento, su tiempo de conservación, su punto de calentamiento (la temperatura máxima a la que pueden ser calentados) y su utilidad en la cocina.

Las grasas saturadas contra las que nos pusieron en guardia durante tanto tiempo son, en realidad, muy digestibles y, por lo que sabemos a día de hoy, no suponen ningún riesgo para la salud. Además, al contrario de lo que se cree, las grasas de origen animal no solo se componen de ácidos grasos saturados. Poseen una mezcla equilibrada de ácidos grasos saturados e insaturados, muy beneficiosa en la dieta cetogénica. Esta composición es especialmente beneficiosa cuando los animales son criados y alimentados siguiendo las necesidades de su especie y cuando la carne no ha sido procesada. Por ejemplo, la carne de una vaca alimentada con pasto contiene muchos más ácidos grasos omega-3 que la de un animal alimentado con concentrados (ver la figura 5).

Del mismo modo, al contrario de lo que se opina, algunas materias grasas vegetales pueden contener grandes cantidades de ácidos grasos saturados que no les impide ser adecuados para la dieta cetogénica. De hecho, las grasas saturadas que contiene el aceite de coco son muy valiosas para las personas con cáncer –estamos hablando de los triglicéridos de cadena media (TCM)–. Son idóneas, también, para los pacientes cuyo páncreas no funciona porque las enzimas que este normalmente produce (jugo pancreático) no son necesarias para digerirlas.

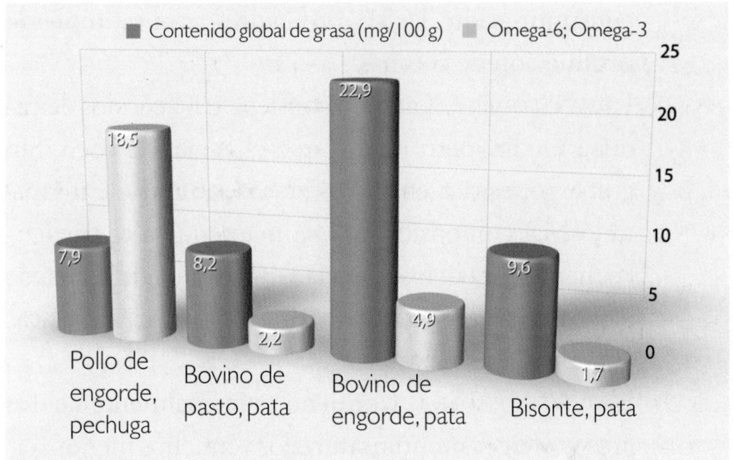

FIGURA 5. La carne de vaca/buey criado en pastos presenta una excelente relación omega-6/omega-3 y materias grasas equivalente a la carne de caza. Esta relación es igual de buena en el caso de la carne de vaca/buey de engorde,[1] pero no es el caso de los pollos de cría intensiva. El contenido en materias grasas de la carne de vaca/buey de pasto es casi similar a la de caza y la carne de pollo, mientras que en la carne de vaca/buey de engorde este contenido es mucho más elevado.

FUENTE: Rule *et al.* (2002) *J. Anim. Sci.* 80: 1202.

Esta es una lista de materias grasas adaptadas a la alimentación cetogénica:

- La favorita es el ACEITE DE COCO. Contiene triglicéridos de cadena media, que son, no solo muy fáciles de digerir, sino que también son fácilmente transformados en cetonas por el hígado. El aceite de coco es asimismo muy útil para las personas que no consiguen entrar en cetosis: basta con consumir más (o

1. Los alimentos dados a los animales destinados al engorde son una mezcla de alimentos concentrados, de forraje y de un complemento de vitaminas y minerales. El alimento concentrado consta, básicamente, de cereales (maíz o cebada es lo más habitual).

consumir aceite TCM purificado)[2] para estimular la producción de cetonas.

- La MANTEQUILLA. También contiene triglicéridos de cadena media, pero menos que el aceite de coco. Sin embargo, es rica en ácidos grasos saturados e insaturados. La composición de la mantequilla es particularmente beneficiosa para la salud cuando la crema de leche que se usa para su elaboración proviene de vacas alimentadas con pastos.
- El ACEITE DE OLIVA. Contiene principalmente ácidos grasos oleicos monoinsaturados y muchos menos ácidos grasos poliinsaturados que otros aceites. Es una de las materias grasas ineludibles de la alimentación cetogénica.
- El ACEITE DE COLZA. Tiene no solo un sabor distinto a los aceites de coco y oliva, sino además un punto de calentamiento relativamente elevado una vez refinado. Además, su relación omega-6/omega-3 lo convierte en uno de los mejores aceites ricos en ácidos grasos poliinsaturados.

Los aceites vegetales poliinsaturados se consideran grasas beneficiosas para la salud. Pero hay que comprobar que contengan suficientes ácidos grasos omega-3, que poseen virtudes antiinflamatorias, al contrario que los ácidos grasos omega-6, que tienen tendencia a crear cierta inflamación. A pesar de ello, no hay que suprimir estos últimos porque forman parte de los nutrientes indispensables. Es, por lo tanto,

2. Aceite vendido en farmacias.

necesario respetar un correcto equilibrio omega-6/omega-3, siendo lo ideal entre 2/1 y 5/1, sin ir más allá de 10/1.

En el aceite de colza, esta relación es de 2,4/1.

¿Qué materias grasas es mejor evitar?

Algunos aceites vegetales que poseen gran cantidad de ácidos grasos poliinsaturados no están indicados para las personas con cáncer, porque su alto contenido en omega-6 favorece la inflamación. Entre los aceites muy ricos en omega-6 encontramos el de girasol, el de germen de maíz y el de cardo. Si quieres usarlos, hazlo en pequeñas cantidades y siempre junto con un aceite rico en omega-3, como por ejemplo el de lino. Hay que evitar también las grasas «trans», producidas por hidrogenación industrial. Afortunadamente, como ya mencionamos, los productos de la industria agroalimentaria contienen cada vez menos.

Para los platos que necesiten aceite calentado a muy altas temperaturas, como los fritos, puedes usar, de vez en cuando, aceite de palma hidrogenado o aceite de colza refinado.[3]

Nutrientes clave: las proteínas

Las proteínas tienen muchas funciones en nuestro organismo: fuente de energía, estructura y resistencia de los tejidos, anticuerpos, enzimas, mensajeros químicos, vehículo de otras sustancias, etc. Como mencionamos anteriormente, con cáncer, el organismo consume muchas más proteínas, lo que se traduce en una destrucción de la masa muscular. Por

3. Como por ejemplo, Végétaline (materia grasa para cocinar compuesta de una mezcla de aceite de coco hidrogenado y aceite de palma).

este motivo los enfermos de cáncer deben tomar las suficientes proteínas. Sin embargo, es importante que no las consuman en grandes cantidades, sobre todo cuando los alimentos proteicos no van acompañados de una cantidad adecuada de materias grasas. De hecho, un gran consumo de proteínas lleva al hígado a reducir su producción de cetonas y a que el paciente pueda salir del estado de cetosis. Además, el metabolismo del enfermo no está preparado para asimilar grandes cantidades de proteína de golpe, por lo que un exceso de restos de la degradación de las proteínas llegará al torrente sanguíneo, pudiendo causarle náuseas.

¿Qué proteínas elegir?

Hay proteínas de calidad en muchos alimentos. El huevo de gallina es un clásico. Su composición rica en aminoácidos (material del que están hechas las proteínas) es ideal porque responde a casi el 100% de las necesidades del organismo humano. La carne y el pescado son también excelentes fuentes de proteínas, así como la leche, los yogures naturales o el queso. Son preferibles los yogures elaborados con leche entera porque contienen menos lactosa que los desnatados. Por ejemplo los yogures tipo griego son menos ricos en lactosa que los naturales clásicos.

Entre las fuentes de proteínas vegetales están, por supuesto, la soja y sus derivados, como el tofu. Contienen, también, proteínas de buena calidad. La calidad de los aminoácidos de los champiñones, las judías verdes (las otras son demasiado ricas en glúcidos), los guisantes o las acelgas es inferior. Las semillas de cáñamo –que poseen un buen equilibrio de ácidos grasos– y la ortiga son, asimismo, excelentes fuentes de proteínas vegetales. Sin embargo, alimentos como las acelgas o las ortigas aportan un solo complemento proteico. De hecho, se componen principalmente de agua y fibra, y deberíamos comer cantidades enormes para que su aporte en proteínas sea, verdaderamente, interesante.

En lo que respecta a los productos derivados de la soja, recordamos que tienen propiedades anticáncer, porque las bacterias intestinales transforman uno de los componentes del haba de soja en una sustancia que ha demostrado su capacidad de frenar el avance de cierto tipo de cánceres. Los más interesantes para nosotros son los productos procedentes de la fermentación de la soja, como el miso, el *natto* y la salsa de soja.

El aporte de proteínas: depende de la calidad

En principio, nuestro organismo es capaz de producir él mismo la mayor parte de los aminoácidos que dan forma a las proteínas. Sin embargo, es preferible obtenerlos a través de la alimentación para prevenir la destrucción de la masa muscular. De hecho, nueve aminoácidos deben, absolutamente, ser obtenidos a través de los alimentos porque nuestro organismo no puede sintetizarlos (son, por lo tanto, «esenciales»). Cuanto más elevado sea el porcentaje de aminoácidos en las proteínas consumidas, menos cantidad necesitaremos ingerir. Por lo tanto, se recomienda, en la dieta cetogénica, tomar alimentos ricos en aminoácidos esenciales.

La siguiente lista indica cuáles son los aminoácidos esenciales y los alimentos en los que están presentes en concentraciones particularmente elevadas y que, además, son pobres en glúcidos:

- Histidina: buey/vaca, pollo, soja, salmón.
- Isoleucina: cacahuetes, buey/vaca, pollo, gambas, queso, nueces.
- Leucina: cacahuetes, almendras, atún, pollo, hígado de buey/vaca, arenque fresco, huevos.
- Lisina: buey/vaca, pollo, arenque fresco, huevos frescos, salmón.
- Metionina: nueces de Brasil, pescado, huevos, hígado de buey/vaca.
- Fenilalanina: soja, cerdo, salmón, huevo, leche de vaca, nueces.
- Treonina: papaya, espinacas, buey/vaca, pollo.
- Triptófano: soja, cacao, tomates, espinacas, salmón.
- Valina: atún, huevos, pollo, queso, buey/vaca, salmón.

Las legumbres y las patatas son, también, ricas en aminoácidos esenciales pero contienen demasiados glúcidos como para ser adecuadas para una alimentación cetogénica.

Los alimentos pobres en glúcidos enumerados a continuación contienen todos los aminoácidos esenciales:

- Productos lácteos: queso, leche en polvo, mantequilla, nata.
- Huevos: de gallina, de oca, de pato, de codorniz.
- Pescados y mariscos: arenque, lenguado, cangrejo, atún, carpa, platija, anguila.
- Embutidos: salchichón, rillettes (paté blando y herboso hecho de cerdo, especias y vino), cervelas (salchichas elaboradas con cerdo, vaca, panceta y especias), etc.

- Carnes: cordero, buey/vaca, hígado, oca, caza, pollo.
- Oleaginosos (semillas y frutas con cáscara): soja, cacahuetes, nueces de Brasil, almendras, semillas de lino, nueces, semillas de cáñamo, coco.
- Verduras: brócoli, canónigos, coliflor, col rizada, berenjena.
- Setas: setas de cardo.

Los glúcidos: un nutriente secundario

La alimentación cetogénica tiene el objetivo de suprimir al máximo los glúcidos «asimilables», es decir, principalmente, el azúcar, la glucosa, la lactosa y el almidón. Estos glúcidos, según estén más o menos procesados, aumentan la glucemia a distintos niveles y son los responsables de los indeseables «picos de insulina».

Existe otro glúcido que no es en absoluto asimilado por las enzimas humanas: la fibra. Estos glúcidos, llamados «no asimilables», sí pueden tomarse en la alimentación cetogénica. La fibra es un nutriente importante para las bacterias de nuestro intestino.

Después de que estas bacterias la degraden, la fibra deja en el organismo ácidos grasos, no azúcar. Y estos ácidos grasos son aún más cortos que los de, por ejemplo, el aceite de coco, constituyen una fuente importante de energía para las células del colon e inhiben el crecimiento y la proliferación de las células cancerosas del intestino. En la actualidad, solo se les conocen efectos beneficiosos.

La fermentación de la fibra por las bacterias intestinales produce gases como el dióxido de carbono, el metano o el hidrógeno, lo que puede producir flatulencia, sobre todo cuando el intestino aún está en fase de adaptación. Debemos, pues, encontrar los alimentos ricos en fibra que nos convenga a cada uno. Piensa también en comprobar la cantidad de glúcidos asimilables que contienen los alimentos ricos en fibra: el topinambur (tupinambo o pataca), por ejemplo, tiene principalmente fibra alimentaria e inulina que las bacterias intestinales convierten en ácido propiónico y en ácido butírico –¡pero también hasta 4 g/100 g de glúcidos asimilables!

La cantidad de glúcidos asimilables –es decir, de azúcar y feculentos– que debemos consumir en la dieta cetogénica es distinta para cada persona. Y nadie está obligado a renunciar por completo a ellos.

Como mencionamos anteriormente, una total ausencia de glúcidos en nuestra alimentación no supone ningún problema para nuestro cuerpo, pero no es útil suprimirlos totalmente de nuestros platos. El hecho de poder consumir una pequeña cantidad de glúcidos es una de las razones por las que la dieta cetogénica es sencilla y agradable de preparar cada día y permite tomar una alimentación mucho más variada que en una dieta estricta sin glúcidos. De hecho, entre los mejores alimentos cetogénicos (oleaginosos, cremas, huevos, etc.), muchos son los que contienen una pequeña cantidad de glúcidos, e incluso de azúcar puro (en el caso de todos los chocolates negros cuyo porcentaje de cacao es inferior al 99%).

¿Qué glúcidos elegir?

En la alimentación cetogénica, los glúcidos asimilables deben elegirse según estos tres criterios:

1. Opta por alimentos relativamente pobres en glúcidos. Entre los oleaginosos, las almendras son uno de los alimentos más pobres en glúcidos.
2. Toma alimentos cuyo papel sea esencial en la alimentación cetogénica. Los arándanos y las frambuesas siguen este criterio: contienen, ciertamente, un poco de azúcar, pero están plagados de componentes con propiedades anticáncer y sacian las ganas de comer fruta. Si te gustan, puedes comerlas, aunque en pequeñas cantidades, aproximadamente 25 o 50 g por ración, no más.
3. No renuncies a tu pequeño capricho. Si tu calidad de vida depende de un café negro endulzado con un sobre de azúcar o de una cerveza al día, continúa tomándolos, pero luego no olvides reducir los glúcidos por otro lado.

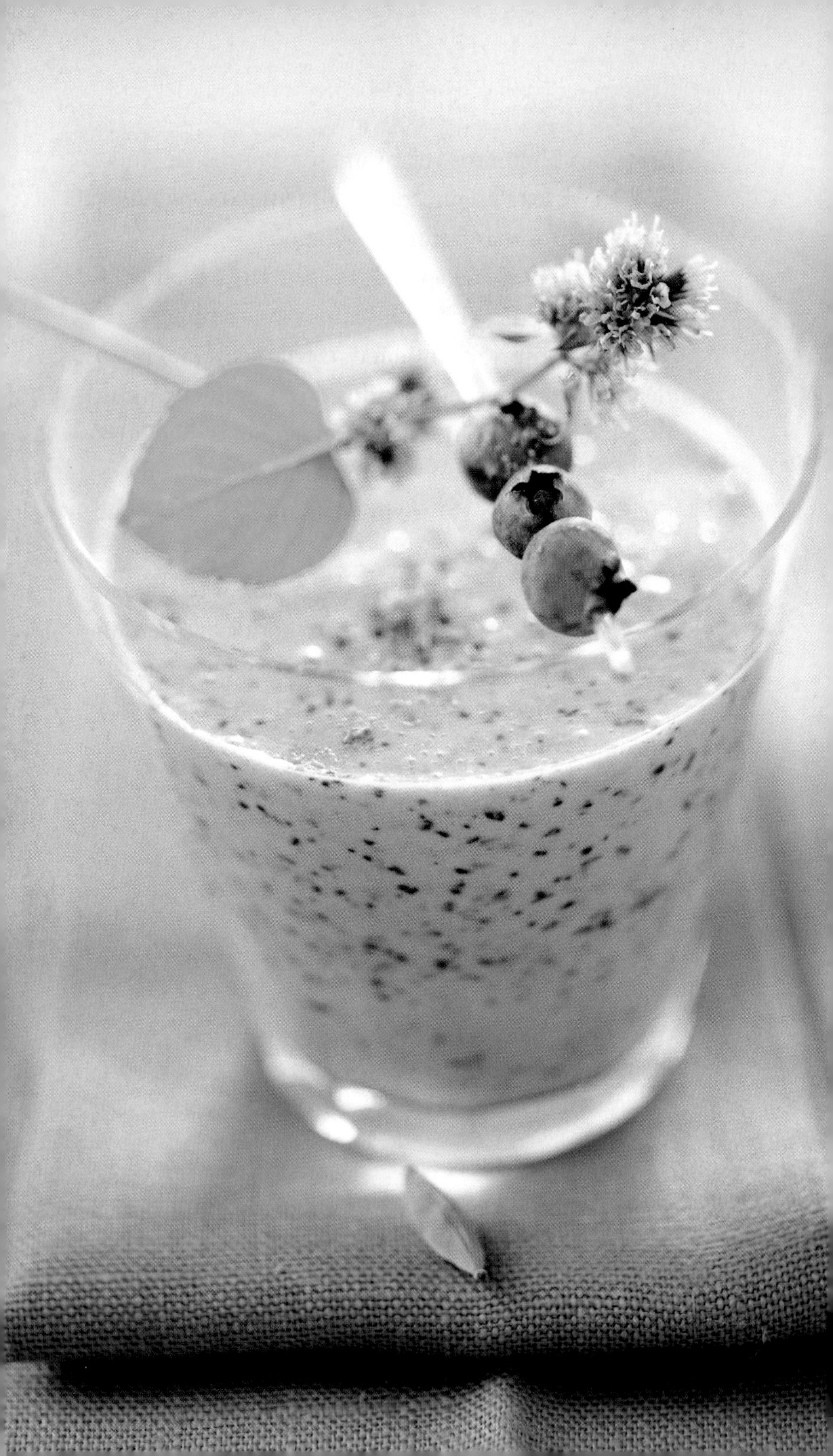

PARTE III

Los alimentos

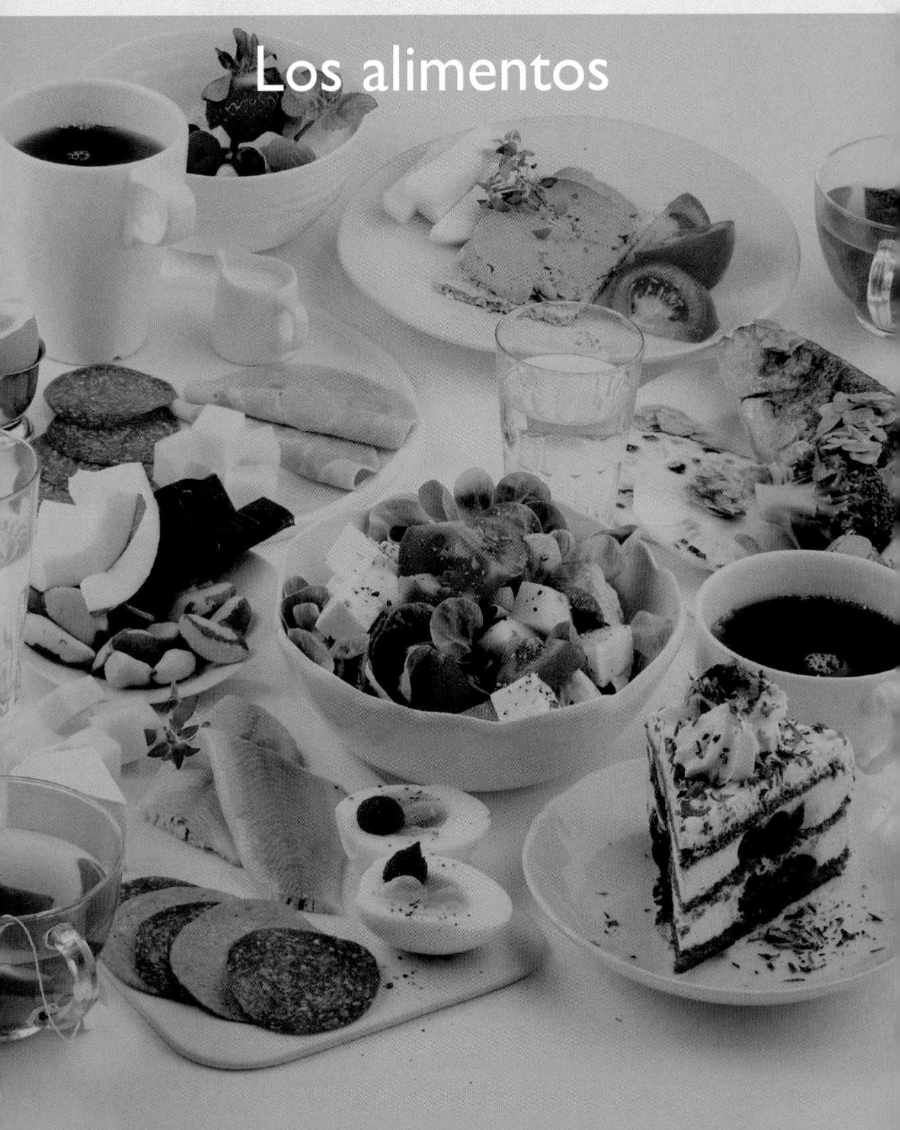

ALIMENTOS CETOGÉNICOS: PROVEEDORES DE GRASA, FUENTES DE PROTEÍNAS, SUSTITUTOS DE LOS GLÚCIDOS

El objetivo de la dieta cetogénica es comer tan pocos glúcidos como sea posible y sustituirlos principalmente por materias grasas. La norma es bastante sencilla, pero ¿cómo ponerla en práctica en el día a día?

A muchas personas les resulta enriquecedor y reconfortante adoptar una nueva manera de alimentarse. ¡Algunos incluso elevan la cocina cetogénica a la categoría de arte! Adquirir nuevos conocimientos, experimentar en la cocina, crear, jugar con las infinitas posibilidades que se te ofrecen puede ser un verdadero placer. Además, compartir información y experiencias con otra gente que sigue también una dieta cetogénica puede motivarte aún más.

A menos, claro está, que seas una de esas personas a las que no les interesa la gastronomía y que solo desean una cosa: comer con normalidad y cambiar mínimamente sus costumbres alimentarias. Personas que no desean renunciar a las tostadas, que adoran las *pizzas* o que no pueden imaginarse pasar un día sin golosinas.

O puede ser que, sencillamente, no tengas tiempo para cocinar porque lidiar con tu trabajo y con la enfermedad, a la vez, ocupa todo tu día.

Hemos creado todos los capítulos y recetas siguientes para que te sea fácil adoptar una alimentación cetogénica, sean cuales sean tus intereses culinarios y el tiempo del que dispongas. Las recetas cetogénicas pueden prepararse de manera refinada o sencilla.

Actualmente es cada vez más fácil encontrar en los comercios pan proteico: dos o tres rebanadas de pan proteico con mantequilla y queso es una cena cetogénica ideal y sabrosa. Se pueden comprar también bases para *pizzas* pobres en glúcidos que solo necesitan la guarnición y el horneado. Sucede lo mismo con las golosinas, pasteles y otros postres bajos en glúcidos.

Sea como sea, tanto si eliges cocinar tú mismo como si optas por alimentos precocinados comprados en la sección de frescos o de congelados, lo importante es que tengas una alimentación rica en materias grasas. Es la razón por la que abordaremos, primero, las fuentes de materias grasas ideales en la dieta cetogénica.

Las mejores fuentes de materias grasas

En la alimentación cetogénica, es primordial sustituir los glúcidos por una cantidad importante de materias grasas, incluso si este principio es bastante sorprendente. A menudo ocurre que, aun consumiendo pocos glúcidos, los pacientes no consiguen entrar en cetosis. Lo que les ocurre es que sustituyen los glúcidos por proteínas en lugar de por materias grasas. Y, lo hemos visto, así no se entra en cetosis.

Comer suficiente materia grasa no quiere decir que los ingredientes de tus platos deban nadar en aceite ni que comas manteca a cucharadas. El abanico de alimentos a la vez ricos en materias grasas y sabrosos es tan amplio que te permitirá tener una alimentación variada. Nuestra experiencia nos ha permitido crear una lista con los mejores alimentos ricos en materias grasas. Te los presentamos en las páginas siguientes. Al final de cada uno de ellos, indicamos los principales nutrientes que contiene el alimento así como el contenido en PLG (proteínas/lípidos/glúcidos) en gramos por cada cien gramos. Por ejemplo, el aguacate presenta un contenido PLG de 1,9/23,5/0,4, lo que significa que cada 100 g de aguacate fresco contiene 1,9 g de proteínas; 23,5 g de materia grasa, y solo 0,4 g de glúcidos asimilables. Para la mayoría de los alimentos, la diferencia entre la suma de los tres números y los 100 g se explica por la presencia de agua y, también, de fibra (la fibra no se contabiliza como glúcidos).

Los datos PLG contenidos en este libro proceden en su mayoría de fuentes basadas en la Bundeslebensmittelschüssel (Base de Datos Nutritiva Alemana), por ejemplo del libro «Große Nährwerttabelle» de la editorial Gräfe &Unzer o del portal de Internet «Interaktive Nährwertanalyse» de la universidad de Hohenheim o www.nährwertrecher.de En caso de no disponer de algún dato en esas fuentes, se ha recurrido a las de los fabricantes

El aguacate

Con la cocina cetogénica se gasta poco dinero en fruta. Existen, sin embargo, algunas excepciones, la más importante ¡el aguacate! Desde el punto de vista botánico, es una fruta y

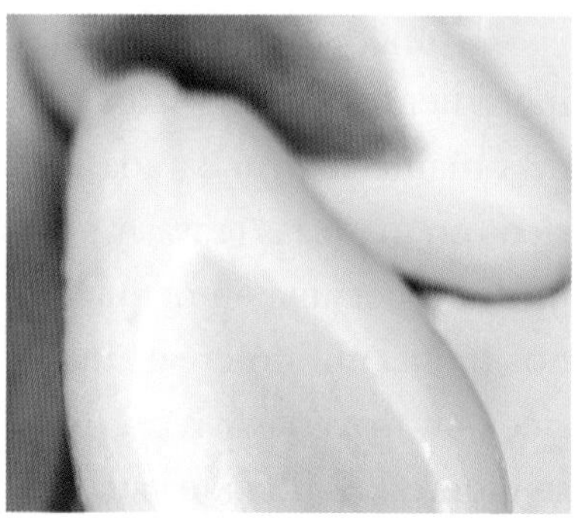

podemos consumirlo como si fuese una manzana o una pera. Cortado en dados y con un poco de zumo de limón recién exprimido encima, puede comerse solo. Puede ser, también, el ingrediente principal de una ensalada de frutas, acompañado de bayas, dados de papaya y un yogur griego o queso blanco al que se le puede añadir aceite de lino o de coco. Todo esto tal vez no te parezca muy rico en grasas pero, en realidad, el aguacate rebosa materia grasa –23,5%–, que fija gran cantidad de minerales, pero no contiene prácticamente nada de glúcidos. Sus principales componentes son el ácido oleico, del que ya mencionamos las virtudes, y el ácido palmítico, un ácido graso saturado. Ambos son perfectos para la alimentación cetogénica. Su gran contenido en potasio es, también, una ventaja ya que la dieta cetogénica hace que los riñones eliminen el potasio. Es, por lo tanto, aconsejable aumentar el aporte de este nutriente.

En el plano culinario, la combinación de su suave sabor y su gran contenido en materia grasa convierte al aguacate en un potenciador de aromas. Por eso se puede usar tanto en platos dulces como salados, sin que su sabor resulte dominante, según los ingredientes y aderezos que se añadan.

- Rico en: potasio, zinc, cobre, manganeso, flúor, flavonoides, trazas de colina.
- PLG: 1,9/23,5/0,4.

Las nueces de macadamia

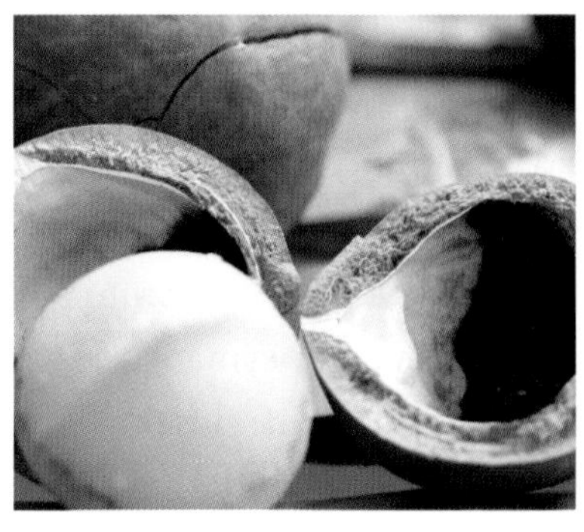

¡Es la «reina de las nueces», con un 76% de materia grasa! Se pueden comer como tentempié, crudas o saladas. Picadas o molidas, crudas o tostadas, adornan de muchas maneras las ensaladas, los mueslis, las salsas, los platos a la sartén o distintos tipos de masa (para tartas, para pasteles, etc.). Tienen muchas proteínas, pocos glúcidos y ¡su sabor es delicioso! Sus principales ácidos grasos son el ácido oleico, el ácido palmitoleico (ambos monoinsaturados) y el ácido palmítico (saturado). Las nueces de macadamia son, además, ricas en potasio (para saber más sobre el potasio, ver «El aguacate») y en selenio, un nutriente bastante raro en nuestras latitudes. También contiene manganeso, cobre, zinc y colina, muy útil para el sistema nervioso y el hígado.

- Ricas en: magnesio, potasio, selenio, flúor, manganeso, cobre, zinc y colina.
- PLG: 7,3/76,5/0.

El coco, la leche y el aceite de coco

El coco puede tomarse de muchas maneras: fresco se puede comer en trozos; seco, en láminas, y en cocina y repostería, rallado o en copos. Desde el punto de vista botánico, esta «nuez» es en realidad una fruta de cáscara rica en materias grasas. Como mencionamos anteriormente, esta fruta contiene gran cantidad de triglicéridos de cadena media (TCM),

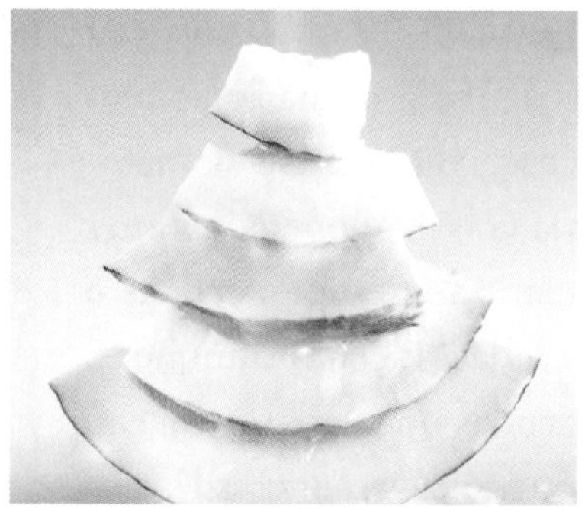

ácidos grasos saturados más cortos que los ácidos oleico o palmítico, que el hígado transforma rápidamente en cetonas, importante para entrar o permanecer en cetosis. Además, los productos derivados del coco aportan al organismo potasio, manganeso, zinc y selenio. Podemos usar la leche y la crema de coco para dar consistencia a las sopas o a los postres. Puro, el aceite de coco es ideal para rehogar alimentos, aunque también lo es para hacer repostería y postres.

Es una de las materias grasas imprescindibles de la cocina cetogénica. Encontramos el coco seco, rallado o en láminas, así como el aceite, en todos los supermercados bien abastecidos, en tiendas de productos bio o en Internet. Un coco fresco es una pura delicia, aunque no siempre fácil de encontrar... ¡ni de abrir! Los cocos que se venden en los comercios ocupan mucho sitio en la bolsa de la compra y luego dan más bien poca cantidad de pulpa. El coco seco y el aceite de coco son muy estables y se conservan sin ningún problema. El agua de coco que se vende en botella o en *brick* es rica en minerales pero contiene aproximadamente 5 g de azúcar por cada 100 ml.

- Rico en: potasio, hierro, manganeso, zinc, selenio, trazas de colina.
- PLG: 3,9/36,5/4,8.

Las sardinas en aceite y otros pescados grasos

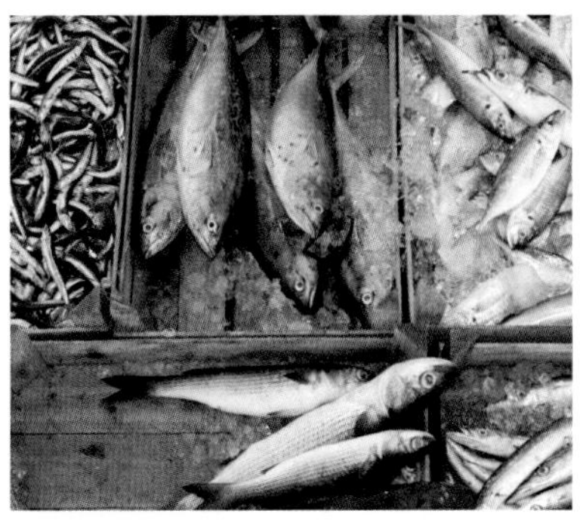

El pescado graso conservado en aceite supone una asociación ideal entre materias grasas y proteínas –y una ventaja práctica: ¡cuando tenemos prisa, podemos comerlos directamente de la lata!–. No debes consumir el aceite si es de girasol porque lleva un alto porcentaje de ácidos grasos omega-6 (que favorecen la inflamación). Pero las sardinas, normalmente, vienen conservadas en aceite de oliva –que puedes consumir sin problemas–. De las sardinas de temporada, que son un producto de calidad superior, se recomienda comer todo el contenido de la lata. El pescado graso tiene un alto contenido en ácidos grasos omega-3 muy fáciles de asimilar por el organismo. El pescado fresco o congelado es, también, muy recomendable. Sin embargo, la ensalada de arenque que se compra preparada puede tener un contenido relativamente alto de carbohidratos. El salmón, la caballa y algunos pescados de agua dulce como el siluro o la anguila tienen también un alto porcentaje de materias grasas. Además, los pescados grasos son fuentes de vitaminas y minerales como el hierro o fuente de oligoelementos como el selenio y el yodo.

- Ricos en: ácidos grasos omega-3, vitamina B_{12}, hierro, selenio, colina.
- PLG de los filetes de arenque en aceite: 14,3/31,3/0.
- PLG de las sardinas en aceite: 15,2/23,1/0.

La mantequilla

La mantequilla contiene TCM, aunque en menor cantidad que el aceite de coco, que favorecen la entrada en modo cetosis. Aporta principalmente ácido palmítico saturado y distintos ácidos grasos insaturados, además de otros ácidos grasos muy digeribles denominados triglicéridos de cadena corta (TCC). La grasa de la leche, y por extensión también la mantequilla, contiene gran cantidad de ácidos grasos, sobre todo omega-3. Su composición exacta depende de la alimentación y crianza de las vacas lecheras. La mantequilla fresca que proviene de vacas criadas al aire libre y alimentadas con hierba y heno presenta un excelente perfil de ácidos grasos. Pero cuidado: Greenpeace analizó productos etiquetados como «mantequilla de pasto» y ¡hallaron ácidos grasos incompatibles con una alimentación a base de hierba! Dentro de lo que cabe, intenta conseguir información concreta y elige un productor de confianza (puedes encontrar más información en la asociación de consumidores del lugar donde vives, la OCU, la FACUA, etc.). No dudes en transformar la clásica tostada de pan a su versión cetogénica: una rebanada de pan proteico bajo en glúcidos generosamente untado de mantequilla es un tentempié perfecto en este tipo de alimentación. Puedes comer también un trozo de mantequilla solo o extendido sobre una loncha de queso, o chuparte los dedos con una buena mantequilla de hierbas sobre verduras, carne o pescado. También puedes usarla para cocinar a fuego lento los alimentos sensibles al calor. Debes saber que el consumo de mantequilla, al contrario de lo que se cree, no aumenta el nivel de colesterol.

- Rica en: ácidos grasos de cadena media y de cadena corta, vitamina A.
- PLG: 0,7/83,2/0,6.

La nata

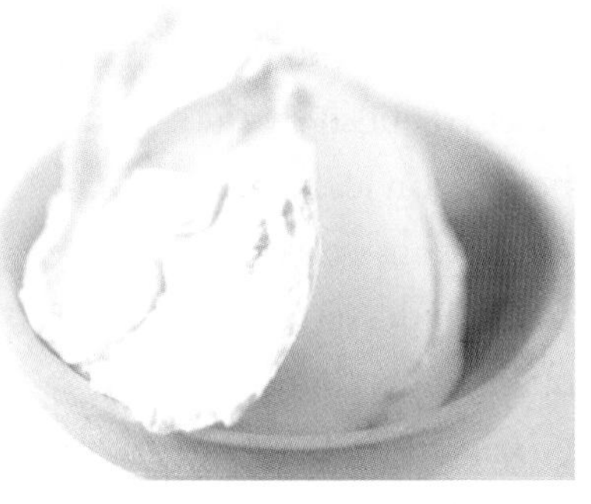

En todas las recetas en las que usabas, hasta ahora, leche, a partir de ahora deberás utilizar nata, porque la leche contiene demasiados glúcidos (lactosa) y poca materia grasa. La nata puede usarse en el café, las sopas, las salsas, los batidos de frutas, etc. También puedes añadirla al queso blanco para aumentar su cantidad de materia grasa o mezclarla con un gelificante (gelatina o agar-agar) para crear postres que podrás endulzar con un edulcorante, como la estevia o la canela. Existen distintos tipos de nata con distintos porcentajes de materia grasa, pero la más común es la que contiene un 30%. La nata pastelera tiene un 37% de grasa, y a veces se encuentran productos con un 42% de contenido graso. La *clotted cream* (nata coagulada) es una nata inglesa muy espesa con más de un 55% de materia grasa.

Con la nata biológica sucede lo mismo que con la mantequilla: cuando procede de animales alimentados con hierba, es una fuente TCC y de TCM y aporta al organismo vitaminas liposolubles, sobre todo, vitamina A.

- Rica en: ácidos grasos de cadena media y de cadena corta, vitamina A.
- PLG: 2,5/30/3,2.

El mascarpone

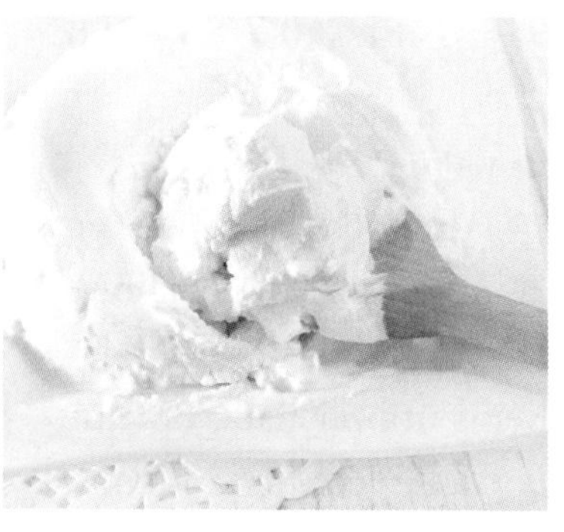

El mascarpone está elaborado con nata según una técnica que recuerda a la del *paneer* (queso fresco indio hecho con leche entera), calentándola y añadiendo después ácido cítrico para que cuaje antes de ponerla a escurrir. El mascarpone forma parte de la elaboración de muchos postres, pero podemos usarlo en preparaciones saladas, sobre todo salsas. Y si te gusta, nada te impide comértelo solo, a cucharadas... El contenido en materia grasa del mascarpone puede ir del 50 a más del 80%. Su composición en ácidos grasos es parecida a la de la nata doble.

- Rico en: ácidos grasos de cadena media y cadena corta.
- PLG: 4,6/47,5/3,6.

El queso

El queso presenta una doble ventaja: su elevado contenido en proteínas (excepto los quesos desnatados o los frescos) y su bajo nivel de glúcidos. En el queso, al igual que en

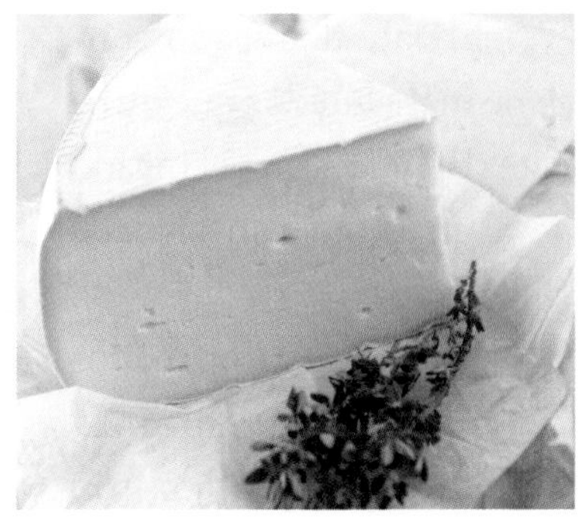

la mantequilla y la nata, la materia grasa de mejor calidad será la de la leche de vacas de pasto alimentadas exclusivamente con hierba y heno. Un buen queso curado de montaña o un camembert con un 60% de materia grasa aporta sabor a cualquier plato e incluso puede sustituir el postre, solo o acompañado de una pequeña cantidad de fruta. Por otro lado, ¡el queso es muy práctico! Puedes comprarlo y comértelo en cualquier parte cuando estás fuera de casa y tienes un antojo. Un trozo de queso con nueces o almendras es un tentempié excelente. Además de los ácidos grasos y las proteínas, muchos quesos aportan gran cantidad de minerales, y los curados, en particular el parmesano, contienen mucho calcio.

- Ricos en: distintos minerales como el calcio y el zinc, buen perfil de ácidos grasos.
- PLG: varía según el tipo de queso; por ejemplo, parmesano: 32,3/34,8/0; camembert (con un 60% de materia grasa sobre extracto seco): 17,9/34/0.

Teewurst y el paté de hígado

El *teewurst* es un embutido preparado con carne de cerdo, tocino y verduras particularmente rico en materias grasas. Puede tener un contenido graso del 30% al 40%. El paté de hígado está elaborado casi siempre con carne de cerdo y tocino con un 10 a 30% de hígado.

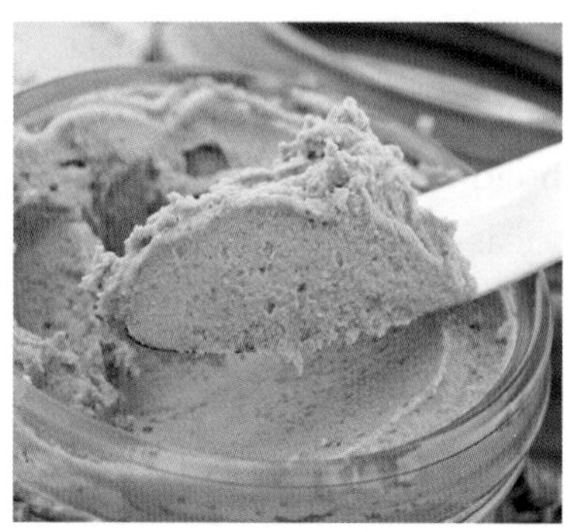

El paté de hígado contiene más glúcidos que otros patés debido a que el hígado lleva una gran cantidad de glucógeno.

Solos o acompañados de una rebanada de pan cetogénico, los embutidos son un tentempié sabroso y con un alto contenido en proteínas y materias grasas.

- RICOS EN: alto contenido en aminoácidos esenciales, vitamina B_{12} esenciales (*teewurst*), otras vitaminas B, vitamina A y retinol (paté de hígado).
- PLG del *teewurst*: 14,4/34,8/0,2.
- PLG del paté de hígado: 15,2/29,4/1,5.

EL CHOCOLATE NEGRO (85% MÍNIMO DE CACAO)

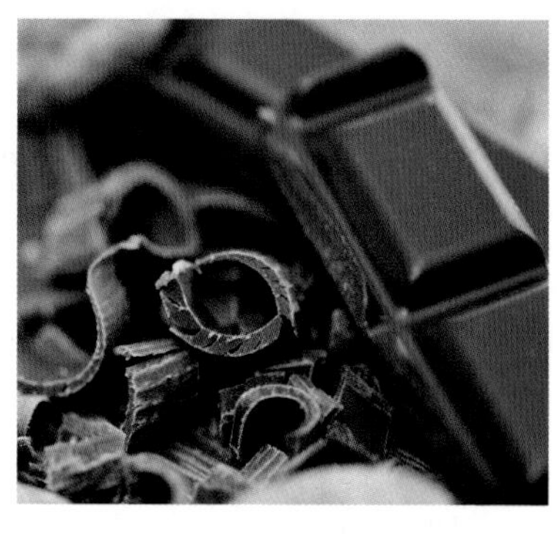

Puede que necesites algún tiempo para acostumbrarte al sabor del chocolate negro. Es menos suave que el chocolate con leche pero su aroma a cacao es mucho más intenso.

El chocolate negro lleva manteca de cacao, rica en materia grasa y, sobre todo, ácidos grasos saturados y monoinsaturados, pero prácticamente nada de ácidos grasos poliinsaturados. Puedes comer algunas onzas como tentempié, beberlo caliente (mezcla 50 ml de nata con 25 g de chocolate), con especias y coronado de nata montada, o incorporarlo a distintos pasteles y postres como, por ejemplo, la *mousse* de chocolate. A pesar de su alto contenido en cacao, el chocolate negro de calidad no resulta pajizo ni amargo al paladar. Encontramos en la actualidad en las tiendas una gran variedad de chocolates negros con un 85% mínimo de cacao. Pruébalos, seguro que encuentras varios que sacien tu necesidad de dulce. Debes saber que cuanta más manteca de cacao tiene, más untuoso es el chocolate.

Un buen chocolate negro no lleva más de 10-20 g de glúcidos por cada 100 g, mientras que el chocolate con leche lleva aproximadamente 56 g. El cacao y el chocolate aportan a nuestro organismo materias grasas, proteínas y, también, pequeñas cantidades de otras importantes sustancias: vitaminas –como la vitamina E–, antioxidantes, etc. El chocolate negro también posee un efecto hipotensor: basta con comer dos o cuatro onzas al día (10 g) para apreciar sus beneficios para la salud. Atención: algunos chocolates «negros» contienen mucho azúcar; lee (como siempre) la información nutricional del envoltorio.

- Rico en: vitaminas, minerales, triptófano, sustancias vegetales secundarias.
- PLG: varía según la marca y la cantidad de cacao.

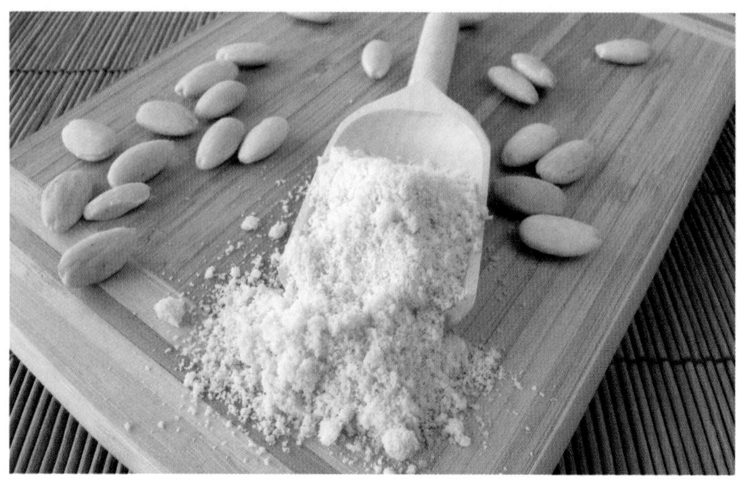

¿Qué usar en lugar de harina y feculentos? Los sustitutos de los glúcidos

Cuando oye hablar de la alimentación cetogénica por primera vez, la gente piensa que no va a poder estar sin pan ni feculentos. Sin embargo, existen muchas alternativas a estos alimentos, y basta con probarlos para darse cuenta de que no solo son saciantes, sino que también aportan sabor a los platos. Para poder hacer repostería –pasteles, tartas, *pizzas*, galletas, etc.– respetando la dieta cetogénica, debemos encontrar alternativas a las harinas de cereales y al almidón, muy ricos en glúcidos.

De igual modo, las recetas que llevan patatas en la versión clásica deben transformarse. Encontrarás en las páginas siguientes sustitutos de feculentos pobres en glúcidos. Debes tener en cuenta que las harinas de frutos secos y de soja no se amalgaman bien. Para evitar que tus preparados se vengan abajo basta con añadir a la masa gluten (disponible en tiendas) o unos cuantos huevos más.

La coliflor

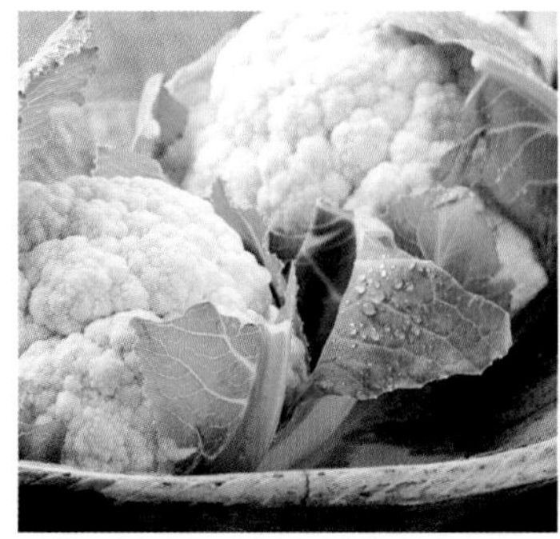

Finamente rallada y mezclada con huevos y queso, la coliflor es el ingrediente básico para preparar una masa de *pizza* cetogénica.

Primero se debe cocinar en el horno, después se añade la guarnición y por último se vuelve a dar otro golpe de horno (más información en la parte dedicada a las recetas). El resultado es sorprendente y, aunque no se puede comparar a la masa de *pizza* clásica, combina muy bien con toda clase de guarnición. La coliflor permite, además, preparar puré sin patatas.

Mezclado con huevos, este puré puede dorarse en la sartén y tendremoscomo resultado tortitas crujientes. Como les falta almidón, estas tortitas suelen partirse; para remediarlo, añade gluten a la masa –o saca las tortitas de la sartén con mucho cuidado–. La coliflor finamente cortada permite elaborar unas cremas deliciosas, mientras que rallada y cocida es un buen sustituto del arroz en todos los platos.

También puede gratinarse al horno como los *spaetzle* (especie de macarrones) alsacianos o suabos. Todos estos platos son extremadamente sencillos de preparar... ¡y nos ahorramos pelar patatas!

- Rica en: fibra, minerales (principalmente potasio), oligoelementos.
- PLG: 2,2/0,3/1,6.

La gelatina

La gelatina es una proteína animal carente de glúcidos. Podemos usarla como sustituto de la fécula (almidón) para ligar cremas y postres fríos, así como para glasear pasteles. Te recomendamos utilizar solo la gelatina «de verdad», ya que la instantánea es, en realidad, una mezcla de un altísimo contenido en glúcidos solubles en agua y gelatina.

- PLG: 84/0/0.

Las semillas de cáñamo

Las semillas de cáñamo (mejor recién molidas) son un sustituto muy aromático de la harina integral. Son ricas en fibra, proteína y materia grasa, y tienen una excelente proporción omega-6/omega-3. Se pueden usar para elaborar pan cetogénico y otros tipos de masas. Asimismo, pueden ser uno de los ingredientes del muesli cetogénico junto con nueces, avellanas, almendras, coco y una pequeña cantidad de frutas bajas en glúcidos. Si no te gusta su cáscara, puedes comprarlas peladas para, por ejemplo, esparcirlas sobre tus postres. Hemos de precisar que las semillas de cáñamo no contienen ninguna sustancia alucinógena.

- Ricas en: proteínas de calidad, ácidos grasos esenciales omega-3, vitaminas, minerales.
- PLG de las semillas de cáñamo peladas: 24/32/2,8.

El apionabo

El apionabo es un sustituto de la patata pobre en glúcidos y muy sabroso. Contiene muchos componentes valiosos para la salud. Cortado en bastoncillos y dorado con aceite de coco, recuerda a las patatas fritas clásicas no solo en el sabor, sino también en la textura. Puedes cortarlo en rodajas, cocerlas en agua y hacerlas puré. Un poco de mantequilla o nata y un acompañamiento, y tendrás un sustituto del puré de patatas (ver también «La coliflor»).

- Rico en: vitaminas, minerales, oligoelementos, fibras
- PLG: 1,7/0,3/2,3.

Las almendras

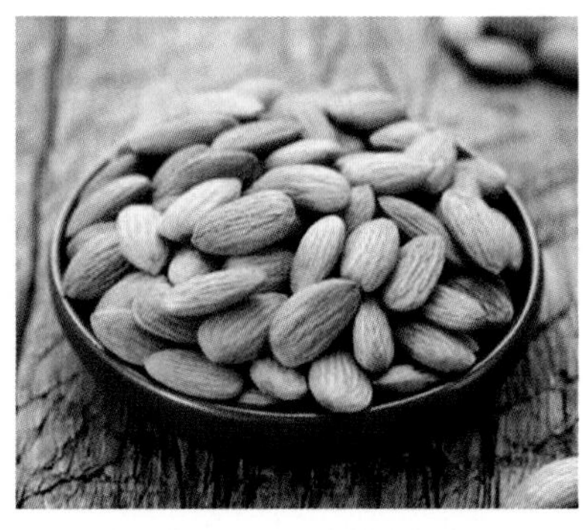

Las almendras molidas son un sabroso sustituto de la harina de trigo y de la fécula. Podemos elaborar nosotros mismos harina con almendras molidas con o sin piel –estas últimas para recetas más refinadas– o adquirirla en comercios. Podemos comprar también (sobre todo en Internet) harina procedente de la fabricación del aceite de almendras ideal para preparar pan o pasteles o para ligar salsas, cremas o postres. Es más económica que la harina de almendras y tiene diez veces menos glúcidos que la de trigo. Para la elaboración de ciertos bollos y de algunos platos asiáticos, podemos sustituir la harina de almendras por harina de coco, resultado también de la producción oleica. La harina de almendras permite empanar la carne, el pescado y las verduras (precocinadas). Cuidado con rehogar a fuego lento los alimentos empanados con esta harina, ya que se quema con facilidad. Podemos también preparar un delicioso mazapán mezclando almendras muy molidas, agua de rosas y algún edulcorante artificial o estevia.

- Ricas en: proteínas de calidad, mucha materia grasa, minerales, oligoelementos.
- PLG: 18,7/54,1/3,7.

La harina de soja

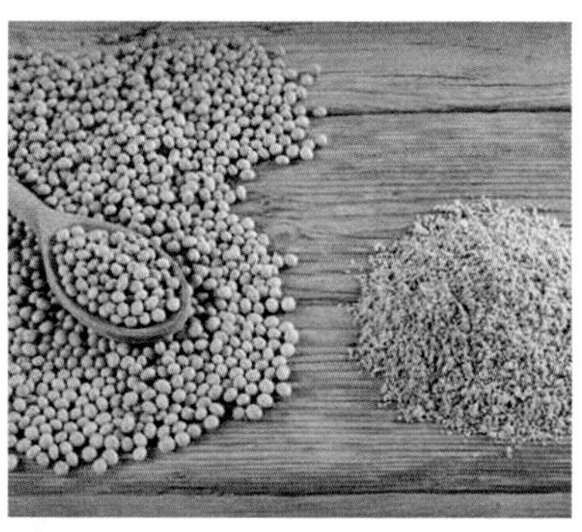

La harina de soja es rica en proteínas y pobre en glúcidos. Sigue considerándose como alimento para animales –lo que no le ha dado precisamente buena reputación–. Es un subproducto de la fabricación de aceite a partir del haba de la soja.

Adaptada a la alimentación humana, la harina de soja es el ingrediente principal de las proteínas de soja que encontramos en el mercado (los sustitutos vegetales de la carne para preparar guisos).

La harina de soja es un elemento importante en la alimentación cetogénica, sobre todo para aquellas personas que suprimen parcial o completamente los productos de origen animal. Sustituye a la harina de trigo en la elaboración de muchos platos picantes y de pasta. Mezclada con harina de almendras, puede servir para preparar pan y distintos bollos, pasteles y tartas, aunque debe consumirse con moderación porque su contenido en proteínas es alto.

- Rica en: proteínas de calidad, vitamina A, vitaminas del grupo B, vitamina E, ácido fólico, colina, minerales, oligoelementos –hierro, cobre, manganeso.
- PLG: 45,2/1,2/0,6.

Los edulcorantes, la estevia, los alcoholes de azúcar (polioles)

A pesar de que, con el paso del tiempo, las personas que siguen la dieta cetogénica tienen cada vez menos necesidad o deseos de alimentos dulces, a veces es necesario tener a mano algún sustituto del azúcar, sobre todo para preparar postres. Existen muchos tipos de edulcorantes, y cada uno debe elegir el que más le guste. La experiencia nos ha enseñado que los productos que mezclan varios edulcorantes tienen un sabor más parecido al azúcar que los que solo se componen de uno. La estevia es un edulcorante vegetal que podemos comprar en distintos formatos, sobre todo líquida. Pero no a todo el mundo le gusta su sabor. Si es tu caso, la solución es probar distintos edulcorantes y elegir el que más te agrade (o el que mejor toleres). Los polioles pueden usarse como el azúcar normal para dar volumen a la repostería. Son edulcorantes especiales para pasteleros que elaboran productos bajos en glúcidos. Sin embargo, hay que consumirlos con moderación porque algunos influyen sobre el metabolismo de los azúcares; es más, tomados en grandes cantidades, pueden tener un efecto laxante. También encontramos en el mercado productos que aúnan estevia y polioles, lo que les da una textura «cristalizada» que recuerda al azúcar, pero cuidado: tampoco deben consumirse en altas dosis. Para más información al respecto, ver «No quieres renunciar al dulce» en la página 197, y en la página 253, «¿Cómo calcular los glúcidos?».

El calabacín

En verano, abundan los calabacines en los huertos. Cortados en finas tiras y escaldados, constituyen un sustituto sin harina de los espaguetis. En láminas harán las veces de *tagliatelles* verdes que sorprenderán a tus invitados. Esta original variante de la pasta puede extrañar al principio, pero tiene la ventaja de ser mucho más sencilla y rápida de preparar que cualquier otro sustituto de la pasta preparado en casa (con harina de soja) –y mucho más económica.

- Rico en: fibra, minerales.
- PLG: 1,6/0,4/2,1.

Los pilares de la vida. Las principales fuentes de proteínas

Quienes desean seguir una dieta baja en glúcidos, a menudo, cometen el error de no replantearse su aversión a las grasas, ya que se supone que engordan y son peligrosas para la salud. Así que acaban tomando grandes cantidades de proteínas, porque al suprimir los glúcidos y las materias grasas, se convierten en la única fuente de calorías disponible. Sin embargo, un consumo elevado de proteínas conlleva un peligro real ya que puede, por un lado, dañar los riñones y, por otro, abastecer a los tumores de «materiales de construcción». Además, tomar muchas proteínas y pocas materias grasas tiene el gran inconveniente, para los enfermos de cáncer, de no ser una dieta cetogénica: su hígado es incapaz de producir las cetonas destinadas a ser el carburante principal de sus organismos. Es importante consumir suficientes proteínas sin olvidar que, en la alimentación cetogénica, las materias grasas son la principal fuente de energía.

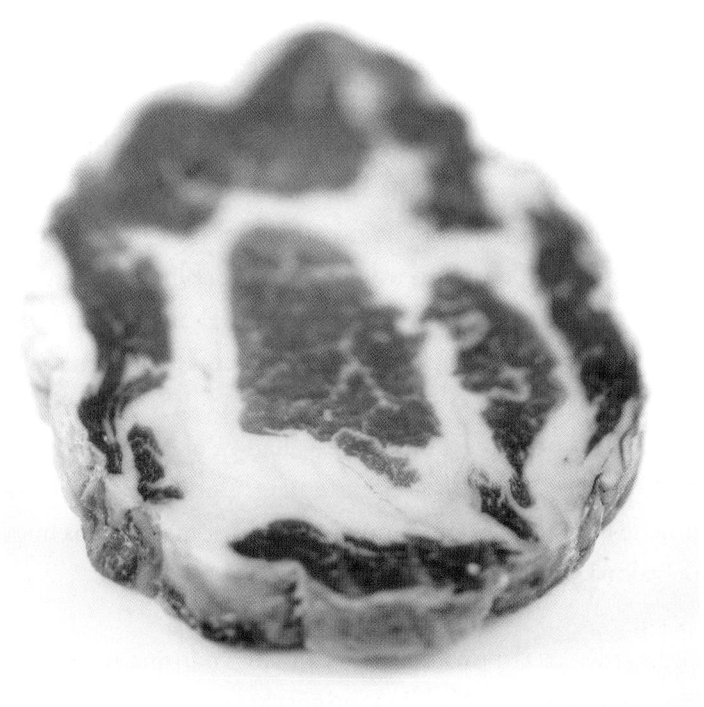

Los huevos

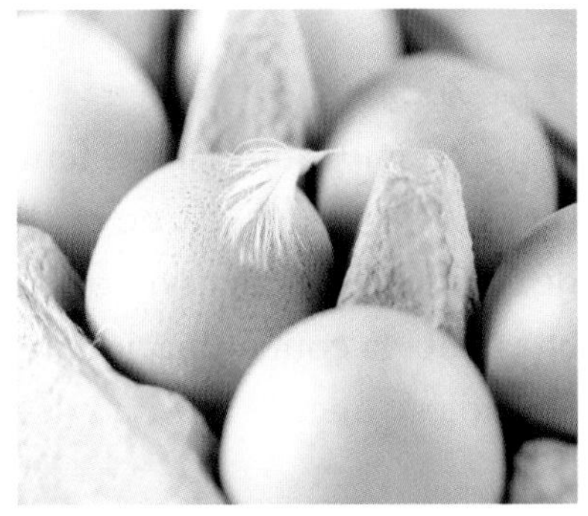

Un huevo fresco contiene gran cantidad de agua, aproximadamente un 13% de proteínas y no más de un 1% de azúcares repartidos entre la yema y la clara; por lo tanto, no es necesario renunciar a comer la yema, cuyo sabor es ligeramente más dulce que el de la clara. La composición en aminoácidos del huevo de gallina es considerada como ideal por los nutricionistas. Y si existiese un superlativo de ideal, los «más ideales» serían los huevos de gallinas criadas en libertad, sometidas a muy poco estrés y alimentadas no solo con grano, sino también con hierba, distintas plantas y gusanos.

El huevo es una buena fuente de materia grasa y contiene, además, vitamina A, calcio, hierro y colina, un nutriente importante para la salud de los nervios y el hígado. En la cocina cetogénica, los huevos pueden prepararse de muchas formas: duros (la forma más sencilla y práctica porque ¡se pueden llevar como tentempié!), escalfados, al plato, en tortilla, etc. Además, son el ingrediente principal de los gratinados, quiches, pasteles y demás postres. Puedes sustituir los huevos de gallina por los de pato o de otras aves.

- Ricos en: proteínas de calidad, vitamina A, vitaminas del grupo B, colina, minerales.
- PLG de un huevo de gallina de tamaño M (aproximadamente 55-60 g): 6,7/5,9/0,4.

El pescado de mar

Ya hemos abordado el tema del pescado como fuente de materias grasas. Su carne es también muy rica en proteínas de calidad. Sin embargo y desgraciadamente, debemos tener en cuenta la contaminación de la fauna marina. Las siguientes indicaciones te servirán de orientación:

- Las especies que viven en el fondo marino, por ejemplo la platija, están mucho más contaminadas que las

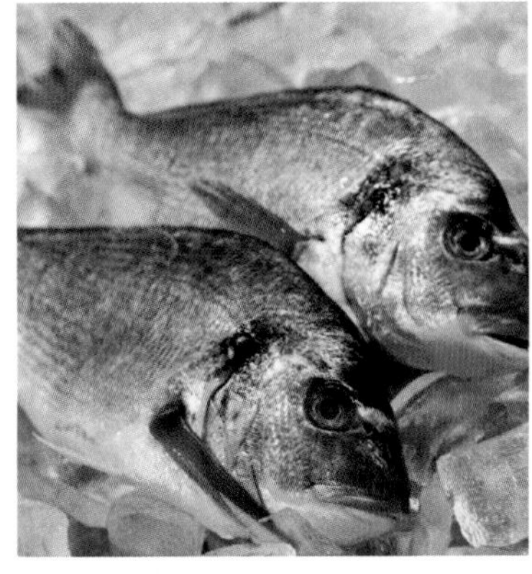

que viven cerca de la superficie, como el bacalao.

- Las especies situadas en lo alto de la cadena alimentaria, sobre todo peces carroñeros como el atún, están mucho más contaminados que los que se alimentan de plancton o de pequeños animales marinos como, por ejemplo, el arenque del Atlántico.
- Es lógico pensar que los peces capturados en mares menos contaminados estén, ellos también, menos cargados de productos tóxicos. Los peces de territorios marinos bien gestionados o de piscifactorías respetuosas son siempre preferibles a los procedentes de la pesca o las piscifactorías intensivas. No dudes en consultar las guías especializadas en el tema publicadas por Greenpeace, WWF-Adena, las asociaciones de consumidores, etc. Si no vives cerca de las costas y no tienes acceso a animales recién pescados, intenta encontrar una buena pescadería cerca de tu casa o compra pescado congelado. Si no te gustan los pescados grasos, puedes optar por otros más ligeros como, por ejemplo, la platija o el bacalao fresco. En este caso, debes pensar en acompañarlos de materias grasas –por ejemplo rehogándolos con mantequilla o cocinándolo al modo asiático con aceite de coco y con coco rallado por encima.

- Rico en: proteínas de calidad, ácidos grasos esenciales omega-3, vitamina A, vitaminas del grupo B, vitamina D, minerales, oligoelementos –flúor, yodo, cobre.
- PLG: varía según la especie; del salmón: 19,9/13,6/0; del abadejo: 18,3/0,9/0.

El marisco

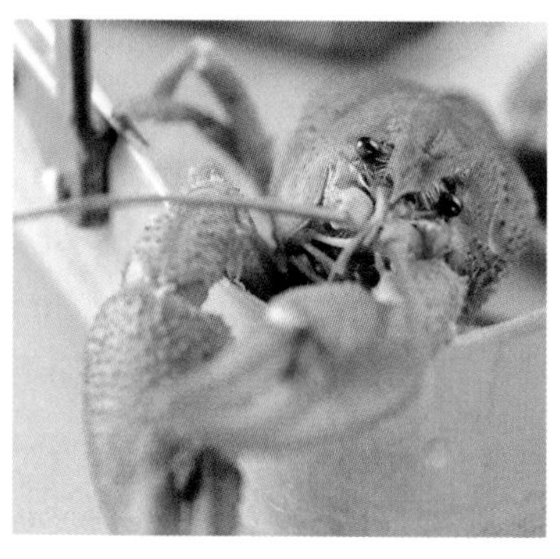

El marisco (gambas, sepia, mariscos de concha, etc.) es muy rico en proteínas pero normalmente muy pobre en grasas. Es por eso por lo que incluso los cocineros que nunca han oído hablar de la dieta cetogénica los preparan con materias grasas. En la actualidad, la mayoría de las gambas que encontramos en las tiendas son de criaderos a las que se les han suministrado medicamentos y otros suplementos para aumentar su crecimiento. Pero existen empresas de acuicultura que trabajan con espíritu de sostenibilidad: encontrarás sus direcciones en los artículos y guías que tratan este tema de la mayoría de las asociaciones de consumidores. Opta principalmente por el marisco recién pescado o congelado, ya que todo lo demás está lleno de conservantes. Las ostras son bastante ricas en glúcidos y, por lo tanto, no son lo ideal para la dieta cetogénica.

- Rico en: proteínas de calidad, vitaminas del grupo B, vitamina E, minerales, oligoelementos: cobre, flúor.
- PLG de las gambas: 18,6/1,4/0.

El pescado de agua dulce

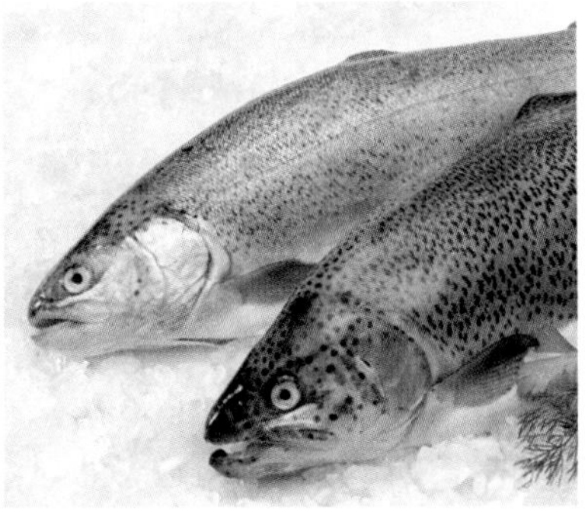

La carpa, la anguila, la brema, el lucio, el siluro, el gobio, la trucha, la perca, etc., son buenas fuentes de proteínas. Como su carne es más bien magra –salvo la anguila y el siluro–, la cocina cetogénica, y la clásica también, los adereza con una buena cantidad de mantequilla o aceite. La acumulación de sustancias tóxicas en las aguas interiores ha llegado a tal nivel que resulta discutible la utilización de sus habitantes como proveedores de alimento.

Por otro lado, los pescados blancos como la brema, el gobio o el escardino, que, al no ser carroñeros, contienen pocos tóxicos, se venden en filetes, a los que les han eliminado las tan temidas espinas. En la actualidad, muchos peces de agua dulce, como la trucha, el salvelino, la perca, la carpa, etc., son criados en piscifactorías. Pero quienes tienen la suerte de vivir cerca de un lago pueden comprar pescado de temporada directamente a los pescadores. Y también, por supuesto, pescarlos ellos mismos: además de su interés alimentario, este pasatiempo, al que se le otorgan las virtudes de la meditación, puede ser particularmente beneficioso para las personas enfermas.

- Rico en: proteínas de alta calidad, vitamina A, vitaminas del grupo B, vitamina D, vitamina E, minerales, oligoelementos.
- PLG: variable según la especie; filete de trucha: 19,5/2,7/0; carpa: 18/4,8/0; anguila: 15/24,5/0.

La soja y sus derivados

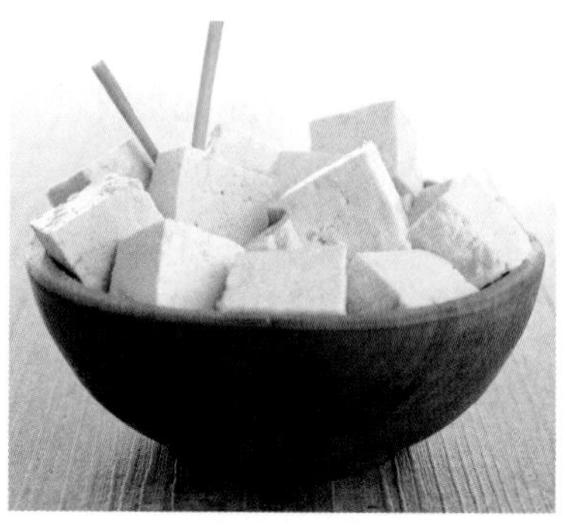

Ya mencionamos la harina de soja como sustituto de los glúcidos. La soja y la mayoría de los productos derivados de ella, como el tofu, rebosan proteínas y permiten preparar, fácilmente, sabrosas recetas. Son casi imprescindibles para las personas que no ingieren alimentos de origen animal, y no hay razón por la que los no vegetarianos no puedan comerla también. La leche de soja aporta unas pocas proteínas: 4 g por cada 100 g pero, con 16 y 37 g respectivamente, el tofu y las habas aportan bastante más cantidad y cubren mejor las necesidades del organismo.

Además, parece que la soja contiene sustancias anti-cáncer. De todos modos, mira las informaciones nutricionales de los envases de los productos de soja y listos para el consumo –tortitas, salchichas, etc.– porque a menudo llevan cereales y, por lo tanto, altas cantidades de glúcidos. El tofu puro no tiene este inconveniente. Te recomendamos comprar productos con soja de agricultura biológica, porque la convencional implica el uso de altas dosis de herbicidas. Algunos datos indican que los productos de la soja fermentada son los más beneficiosos para la salud –como el *natto*, el miso o la salsa de soja.

- Rica en: proteínas de alta calidad, vitamina A, vitaminas del grupo B, vitamina E, ácido fólico, colina, oligoelementos como hierro, cobre, manganeso.
- PLG del tofu: 8,8/4,8/1,9.

El queso, y otros productos

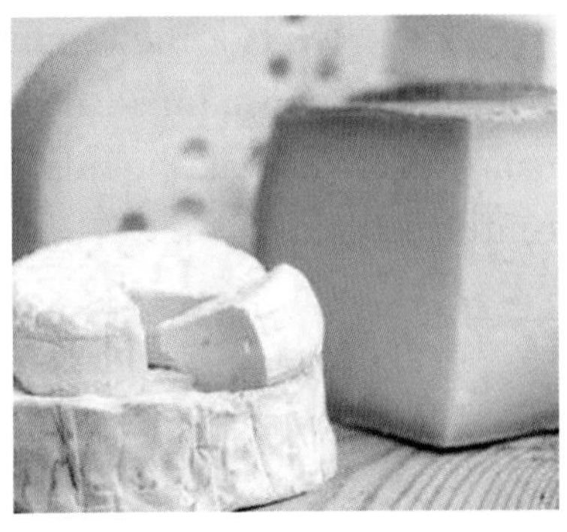

Ya hemos hablado del queso como fuente de materias grasas e, igual que otros productos lácteos, contiene importantes cantidades de proteínas de alta calidad. Es una excelente fuente de proteínas para las personas que no quieren comer carne. De hecho, las proteínas del queso contienen aminoácidos indispensables –y fáciles de asimilar por el cuerpo humano–. Su valor biológico es casi tan elevado como el de las proteínas del huevo de gallina. En la alimentación cetogénica el queso resulta ser un alimento estrella, pues no solo suministra proteínas, sino que el del tipo graso integral también contiene grasas de excelente calidad.

Dependiendo del tipo de queso, la cantidad de proteínas varía mucho. El queso fresco y el blanco –al igual que ocurre con el yogur– tienen mucha agua y, por lo tanto, relativamente pocas proteínas. En cambio, los quesos curados contienen una gran cantidad. Como ya dijimos, te recomendamos comer quesos, y en general, todos los productos lácteos procedentes de animales de pasto alimentados exclusivamente con hierba y heno, por su excelente proporción omega-6/omega-3. Los quesos originarios de regiones montañosas contienen aún más ácidos grasos con virtudes antiinflamatorias. El queso es, además, una excelente fuente de minerales. Los quesos curados, como el parmesano, tienen grandes cantidades de calcio. Resumiendo, si te gusta el queso, no dudes en comerlo a menudo.

ATENCIÓN: la leche es muy rica en lactosa (el azúcar de la leche); en polvo, puede llegar a contener hasta un 50%. La nata fresca y la nata líquida contienen, también, pequeñas cantidades.

- RICOS EN: proteínas y materias grasas de alta calidad, vitaminas, minerales, oligoelementos.
- PLG de un yogur cremoso (aproximadamente 10% de materia grasa): 3,1/10/3,7; requesón de nata: 9;/0,3/3,2; del queso feta: 17/19/0; del roquefort: 21/31/0; del queso curado de montaña: 27,2/34,8/0.

LA CARNE

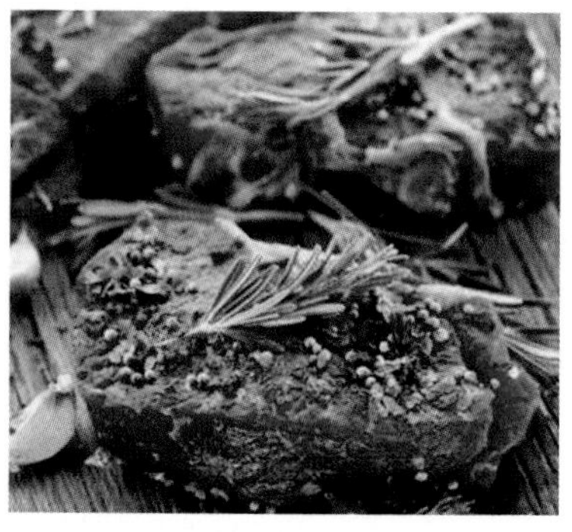

La carne es no solo una excelente fuente de materias grasas, sino también de proteínas. Entre el 20 y el 30% del peso de una ración de carne son proteínas, por lo que las personas enfermas de cáncer pueden cubrir totalmente sus necesidades de proteínas con ella. La carne es, además, fuente de vitaminas y oligoelementos. El más conocido es el hierro, pero también contiene zinc, selenio y vitaminas A, K y B_2.

Como dijimos anteriormente, la manera de criar y alimentar a los animales es clave: la carne de animales criados en libertad y alimentados con pasto y heno tiene muchos más ácidos grasos omega-3 que la de los animales de granjas intensivas. Además, el transporte hacia el matadero y la matanza industrial los estresan en extremo y eso altera la calidad de la carne.

Preferir la carne de animales criados según las necesidades de su especie no es solo una elección de orden ético, también está recomendado por razones de salud. En la actualidad, cada vez más ganaderos sacrifican a sus animales en pequeños mataderos locales, o incluso directamente en los pastos –como lo hacen ya algunos ganaderos suizos y alemanes– y los despiezan lo más rápidamente posible; esto reduce el estrés y aumenta la calidad de la carne.

La carne de cordero y de cabra proviene, en gran mayoría, de animales alimentados con pasto e incluso con forraje. Asimismo, la caza –corzos, ciervos, jabalíes procedentes de la caza local o gamos criados en libertad– proporciona una carne de gran calidad. Puedes encontrar en Internet, en el Ministerio de Agricultura, Alimentación y Medio Ambiente, en asociaciones de cazadores o en organismos como Slow Food, direcciones de criadores y de cazadores que venden sus productos sin intermediarios, así como de carnicerías que ofrecen carne de animales criados o cazados siguiendo las necesidades de su especie y sacrificados en condiciones lo menos estresantes posible.

- RICA EN: proteínas y materias grasas de alta calidad, vitaminas, minerales, oligoelementos.
- PLG (carne cocinada) de carne de buey/vaca con vetas de grasa: 27,6/7,7/0; de la pechuga de pavo: 32,6/1/0; de la carne de cerdo con vetas de grasa: 18,8/16,2/0; de un muslo de pollo: 28,2/11/0.

Las semillas y los frutos secos

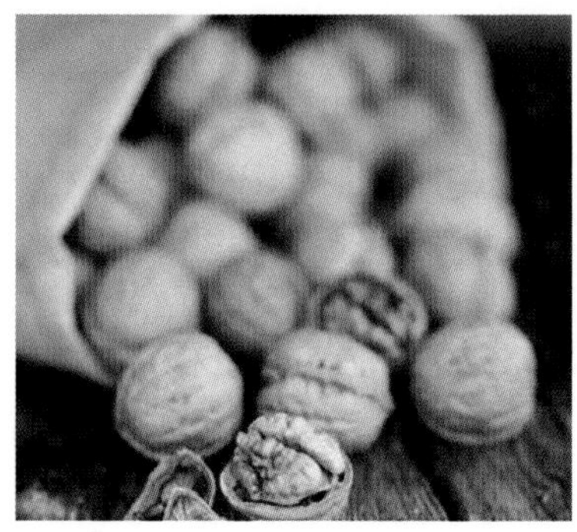

Las semillas y los frutos secos son, a la vez, ricos en materias grasas y en proteínas. El valor biológico de las primeras no es tan elevado como el del huevo de gallina; por lo tanto, es recomendable consumirlas junto a algún alimento proteico.

Por su parte, los frutos secos aportan a nuestro organismo, además de proteínas, oligoelementos y muchos minerales, sobre todo potasio, calcio, magnesio y hierro; de este modo, compensan, sobradamente la pérdida de minerales que conlleva la alimentación cetogénica.

Las semillas y los frutos secos pueden consumirse de múltiples formas: podemos mordisquearlos para matar el hambre; espolvorearlos picados y ligeramente tostados sobre la ensalada; molerlos finamente y utilizarlos en lugar de la harina de cereales para elaborar bollos, pasteles, tartas y quiches cetogénicos, etc. Son, además, muy fáciles para llevar encima y podemos encontrarlos en cualquier tienda o supermercado. Su contenido en glúcidos varía de un fruto o semilla a otro (ver tabla en la página 265). Lógicamente, los más ricos en glúcidos deben consumirse con moderación, o incluso suprimirse. Algunas semillas, como las de calabaza o girasol, contienen muchos más ácidos grasos omega-6 que omega-3. Por lo tanto, es preferible no consumir demasiadas y darles prioridad a otros oleaginosos con menos omega-6, como el coco, las nueces o las nueces de macadamia.

- Ricos en: proteínas de alta calidad, vitaminas, minerales, oligoelementos.
- PLG de las almendras: 18,7/54,1/3,7; de las semillas de cáñamo: 24/31,8/2,8; de las semillas de lino: 24,4/31/0.

El seitán

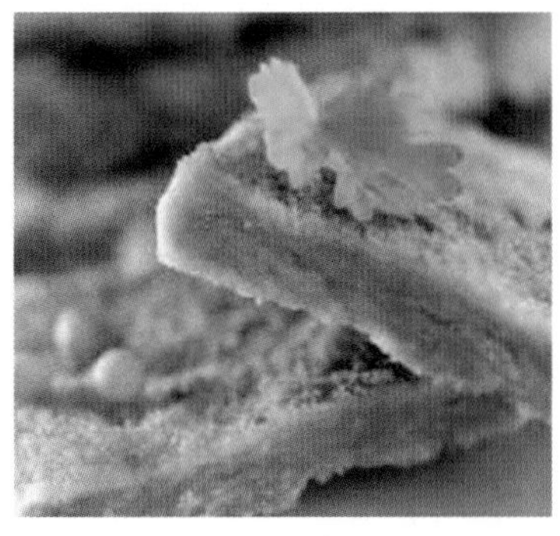

Llamado también «carne de trigo», el seitán se elabora con gluten de trigo. Mucha gente lo tolera sin ningún problema y es, junto con la soja, una de las principales fuentes de proteínas para los veganos, que no comen ningún producto de origen animal.

Sin embargo y a distintos niveles, la intolerancia al gluten es relativamente frecuente en la población. Si tu sistema digestivo se rebela después de ingerir seitán por primera vez, hazte la prueba de intolerancia al gluten. Debes saber que las típicas pruebas de intolerancia al gluten no suelen ser precisas: si tienes la sensación de que el seitán u otros productos con mucho gluten, como por ejemplo el pan proteico, no te sientan bien, te aconsejamos que no juegues con fuego y que dejes de comer estos alimentos.

Además, los pacientes que reciben o han recibido quimioterapia deben ser muy cuidadosos porque si su mucosa intestinal está dañada, el gluten puede entrar en contacto con su sistema inmunitario sin haber sido procesado, lo que puede provocarles alergias.

- Rico en: proteínas de origen vegetal, lo que lo hace especialmente recomendable para los vegetarianos y veganos.
- PLG: el contenido en glúcidos varía mucho de un producto a otro: elige los alimentos que menos lleven.

Existen otros alimentos proteicos pero contienen muchos glúcidos. Se trata de las legumbres, los anacardos y la quinoa. Todos estos alimentos pueden tomarse en pequeñas cantidades en la dieta cetogénica pero habrá que reducir por otro lado el aporte de glúcidos.

Otros alimentos con un alto contenido en proteínas o en materias grasas pueden suponer un problema por distintos motivos. Por ejemplo, como acabamos de ver, las semillas de calabaza y de girasol contienen muchos ácidos grasos omega-6, y cuando estos no son compensados con una cantidad suficiente de omega-3, favorecen la inflamación. Hay, pues, que consumirlos con moderación.

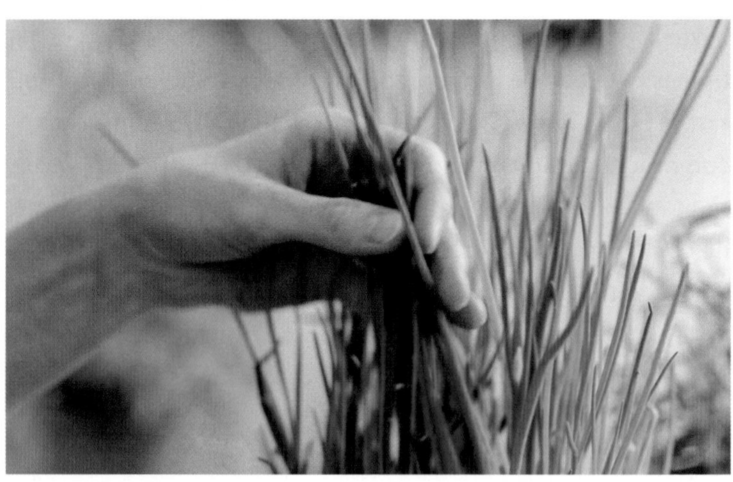

Otros alimentos ideales para la alimentación cetogénica

Los detractores de la alimentación cetogénica alegan que se compone solo de carne, mantequilla, embutidos y queso. Ahora sabes que eso está lejos de la realidad. La alimentación cetogénica deja sitio a los alimentos de origen vegetal: verduras, ensaladas, oleaginosos e incluso algunas frutas. Es, de hecho, perfectamente posible seguir la dieta cetogénica cuando se es vegetariano o vegano, a pesar de que en este caso, resulta más difícil proporcionarle al organismo todos los nutrientes que necesita.

En las páginas siguientes, te proponemos alimentos que puedes comer a diario. Estos alimentos aseguran el abastecimiento de los micronutrientes y la fibra que necesita el organismo –y que juegan un papel importante en el disfrute del paladar al aportarles a las comidas una gran variedad de colores y sabores–. Señalamos los particularmente ricos en glúcidos, que hay, por lo tanto, que consumir con moderación. Encontrarás las informaciones nutricionales pertinentes en Internet y en libros especializados disponibles en las librerías.

Las verduras de hoja

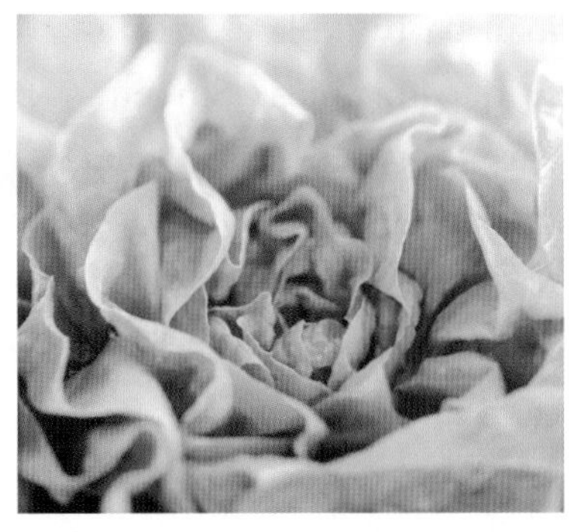

Las verduras de hoja forman parte de la alimentación cetogénica y pueden consumirse en grandes cantidades porque son pobres en glúcidos y ricas en fibra, vitaminas, minerales y oligoelementos. Su aporte en calorías es extremadamente bajo. Las lechugas, por ejemplo, se comen, generalmente, crudas, acompañadas de una clásica vinagreta elaborada con aceite de oliva o de colza, o bien con una salsa cremosa a base de yogur o nata. Las verduras de hoja pueden ser uno de los ingredientes de los «batidos verdes», muy en boga actualmente. Cuando se cocinen, es preferible hacerlo al vapor para conservar todos sus minerales.

- ELIGE ENTRE: la alfalfa, las acelgas, los berros, las endivias, las espinacas, las hojas de remolacha roja, el *pak choi* (tipo de col china), los brotes de soja, las lechugas (romana, batavia, iceberg, etc.).
- CUIDADO CON: la verdolaga y algunas otras verduras silvestres, como el diente de león, que tienen niveles más elevados de glúcidos.

LAS VERDURAS POBRES EN ALMIDÓN

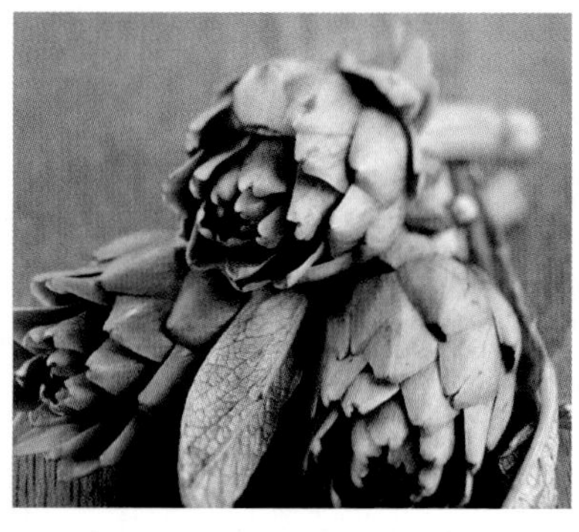

Al igual que las de hoja verde, las verduras pobres en almidón también forman parte de la alimentación cetogénica. Sin embargo, es necesario vigilar su contenido en glúcidos. La tabla de la página 192 muestra el contenido en glúcidos de cada verdura e indica la cantidad que se debe tomar de cada una de ellas. Estas verduras aportan al organismo importantes cantidades de fibra, vitaminas, minerales, oligoelementos y fitonutrientes con, según el tipo, distintos beneficios para la salud. Por ejemplo, podemos afirmar, casi con toda certeza, que la licopina de los tomates reduce el riesgo de cáncer de próstata.

Cuando cuezas verduras en agua, conserva el caldo: será una buenísima base para preparar sopas de verduras –aunque la mejor manera de preservar todos los minerales de las verduras es haciéndolas al vapor.

- ELIGE ENTRE: la alcachofa, la berenjena, el brócoli, el apio, las coles de Bruselas, el repollo, el *pe-tsai* (tipo de col china), la coliflor, la col rizada, el colinabo, la lombarda, la chucrut, el pepino, el calabacín, el hinojo, las judías verdes, el puerro, el pimiento verde, los rábanos, el rábano negro, el ruibarbo, el *salsifí* y el tomate y el tupinambo.
- CUIDADO CON: la cebolla, muy rica en glúcidos; es preferible usarla únicamente como condimento.

LAS SETAS

Muchas setas son pobres en glúcidos pero, desgraciadamente, no es así con todas. Las setas permiten variar los menús cetogénicos y aportan al organismo fibra y proteínas y, según la especie, distintas vitaminas y minerales, como el potasio, así como oligoelementos, como el selenio o el zinc. El consumo de setas silvestres debe ser esporádico porque pueden estar contaminadas por metales pesados o, según su especie o procedencia, por radioactividad generada, por ejemplo, por la catástrofe de Chernobyl (las cultivadas no tienen ese peligro). Usa la *shiitake* en muy pequeñas cantidades, para aromatizar tus platos y no como guarnición porque es muy rica en glúcidos.

- Elige entre: los champiñones, el boletus y otras setas.
- Cuidado con: la seta de chopo y la *shiitake*, bastante ricos en glúcidos.

Las bayas y otras frutas pobres en glúcidos

Mucha gente no se imagina tener que renunciar a la fruta. La buena noticia es que no es necesario prescindir de ella por completo.

No se recomienda comer plátanos en la dieta cetogénica (¡un solo plátano de tamaño medio contiene casi toda la cantidad de glúcidos permitidos en un día!); sin embargo, las frutas pobres en glúcidos –entre las que se incluyen las bayas– pueden consumirse en pequeñas cantidades, solas o como ingrediente de bollos, postres, batidos con leche de coco o de soja, batidos verdes, etc.

Como la dieta cetogénica autoriza solo muy pequeñas cantidades de fruta, su aporte diario de proteínas, materias grasas o minerales es modesto. El aguacate es la excepción y puede usarse como ingrediente tanto en recetas saladas como dulces –base de postres, cremas, mousses, etc.–. Sea cual sea la forma en la que se emplee, el aguacate encaja perfectamente en la alimentación cetogénica.

- Elige entre: la acerola, el aguacate, las fresas, las frambuesas, la guayaba, los distintos tipos de grosellas, las moras, el arándano silvestre y la papaya.
- Cuidado con: los arándanos cultivados, que deben consumirse con moderación porque contienen una elevada cantidad de glúcidos.

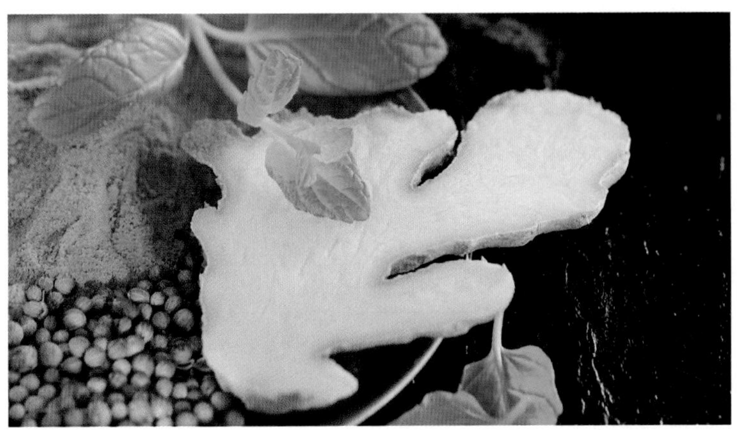

Las especias, las hierbas aromáticas y los condimentos

Los condimentos aportan a los platos color y sabor. Es más, contienen muchas sustancias activas que pueden ser anticancerígenas. Estudios in vitro y pruebas llevadas a cabo en laboratorios sobre animales han demostrado el impacto que algunas de estas sustancias tienen sobre las células cancerosas y los tumores. Ignoramos, sin embargo, si las dosis habituales consumidas son suficientes como para garantizar el efecto deseado.

La tabla que presentamos a continuación muestra las sustancias activas que han demostrado su capacidad de inhibir el cáncer en pruebas in vitro, así como las especias, hierbas y otros condimentos en los que podemos encontrarlas. Prácticamente todos los condimentos tienen la ventaja de ser muy pobres en glúcidos, lo que permite usarlos en la cocina cetogénica sin miramientos. Solo los bulbos, como el jengibre y, sobre todo, el ajo, contienen bastantes glúcidos, por lo que deben tenerse en cuenta cuando se calculen los glúcidos que se van a tomar en el día.

Condimento	Sustancia activa	Beneficios	Observaciones/ También presente en
Ajo	Allicina, sulfuro de dialilo, di-sulfuro de dialilo	Previene la formación de sustancias cancerígenas (nitrosaminas) o elimina las ya existentes, empuja a las células cancerosas a «suicidarse»	Alto contenido en glúcidos: 28,4 g/100 g. Acción antibacteriana del senevol
Albahaca	Ácido ursólico	Antioxidante, empuja a las células cancerosas a «suicidarse» o frena su crecimiento	Mejorana, tomillo, romero
Coriandro	D-limonene	Empuja a las células cancerosas a «suicidarse» o frena su crecimiento	Limón, eneldo, romero, hinojo, alcaravea
Cúrcuma	Curcumina	Antioxidante, antiinflamatorio, empuja a las células cancerosas a «suicidarse», previene la formación de vasos sanguíneos en los tumores o frena su crecimiento	Consumir con pimienta y aceite para una mejor asimilación. No calentar a altas temperaturas: añadirla al plato antes de servir
Estragón	Luteolina	Empuja a las células cancerosas a «suicidarse», hace que la quimioterapia y la radioterapia sean más efectivas	
Jengibre	Gingerol	Antiinflamatorio	Alto contenido en glúcidos: 11 g/100 g
Menta	Ácido perílico	Empuja a las células cancerosas a «suicidarse», hace la quimioterapia y la radioterapia más efectivas	Alcaravea, salvia, citronela

Condimento	Sustancia activa	Beneficios	Observaciones/ También presente en
Orégano	Carvacrol	Antioxidante, protege el patrimonio genético, frena el crecimiento de las células cancerosas	Ajedrea, tomillo, eneldo, levístico, mejorana
Perejil	Apigenina	Previene la formación de metástasis y de vasos sanguíneos en los tumores, empuja a las células cancerosas a «suicidarse»	Germen de trigo, estragón, coriandro, orégano
Pimiento picante	Capsaicina	Empuja a las células cancerosas a «suicidarse», frena su crecimiento	
Pimienta	Piperina	Empuja a las células cancerosas a «suicidarse», frena su crecimiento y hace que la quimioterapia sea más efectiva	
Pimienta larga	Piperlongumina	Aumenta el estrés oxidativo de las células cancerosas, las empuja a «suicidarse», frena su crecimiento y la formación de metástasis	
Romero	Carnosol	Antioxidante, activa los mecanismos de reparación de las células sanas, frena el crecimiento de las células cancerosas	Orégano
Tomillo	Timol	Antioxidante, protege el patrimonio genético	Albahaca, eneldo, hinojo, coriandro, comino, mejorana, orégano, romero

Tres principios que te ayudarán a orientarte en la elección de alimentos

En la alimentación cetogénica, la primera regla es que los alimentos deben tener, a la vez, la menor cantidad posible de glúcidos, mucha materia grasa y suficientes proteínas fácilmente asimilables. Como ayuda a la orientación en la elección de alimentos, te invitamos a seguir estos tres fundamentos.

El principio «natural»

Los alimentos de la dieta cetogénica deben ser lo más naturales, lo más ecológicos y lo menos procesados posible, siempre teniendo en cuenta su disponibilidad y tu presupuesto. Los alimentos naturales, es decir, respetuosos con la naturaleza y no transformados por la industria agroalimentaria, tienen muchas ventajas. Por un lado, si no provienen de la agricultura intensiva, contienen menos sustancias tóxicas procedentes de productos fitosanitarios. Por otro lado, sus cantidades de fitonutrientes beneficiosos para la salud son mayores.

Cuando comemos un trozo de carne o de cualquier otro producto de origen animal, no queremos ingerir a la vez restos de medicamentos ni de aditivos cancerígenos –tanto si gozamos de buena salud como si no–. Es más, tanto si se trata de leche, de huevo o de carne, los productos derivados de animales que no han sido cebados con alimentos concentrados, con el objetivo de hacerlos crecer y engordar rápidamente, llevan materias grasas y proteínas cuya composición es particularmente beneficiosa para la salud. Sin embargo, si el precio de estos productos no se ajusta a tu presupuesto, es lógico que optes por otros procedentes de la agricultura convencional, más económicos, incluso si no son tan saludables.

El principio «fresco y limpio»

Los alimentos consumidos en la dieta cetogénica no necesitan pasar por un proceso de desinfección. No supone ningún problema que una zanahoria tenga trazas de tierra mientras el sistema inmunitario de la persona que la come no esté debilitado por la quimioterapia, por la toma de medicamentos inmunosupresores (después, por ejemplo, de un trasplante de células madre) o por cualquier otro motivo. En cambio, es importante velar por la frescura de los alimentos. Cuando se manipulan de forma inadecuada, los productos bio o asimilados pueden estropearse muy rápidamente, porque no han sido tratados con antifúngicos ni otros conservantes sintéticos.

La frescura y la buena conservación de los aceites recomendados en la cocina cetogénica es muy importante. Como dijimos anteriormente, los aceites ricos en ácidos grasos poliinsaturadas son frágiles y no deben exponerse ni al aire, ni a la luz, ni a temperaturas demasiado elevadas. Estos aceites (de nuez, de cáñamo, de lino, etc.) deben, pues, conservarse en la nevera y añadirse a las comidas en el último minuto porque, una vez en plato, quedan sometidos a la influencia del aire y la luz, y pueden ponerse rancios muy rápidamente (quien ha tenido esta experiencia gustativa, ¡no quiere repetirla!). Te aconsejamos comprar estos aceites en botellas pequeñas para consumirlos más rápidamente (aunque también puedes comprar grandes cantidades y congelarlos en porciones).

El principio «seguro y acreditado»

La cocina cetogénica que recomendamos a las personas con cáncer se basa, principalmente, en alimentos que el ser humano lleva comiendo –sin apenas modificaciones– desde el principio de los tiempos. Por eso te invitamos a evitar no solo los potenciadores del sabor, sino también, y tanto como te sea posible, los aditivos destinados a la conservación o a mejorar el aspecto de los alimentos.

Sin embargo, no debemos caer en los extremos. Los edulcorantes, por ejemplo, son muy valiosos para las personas que no quieren renunciar a los alimentos dulces. El congelador, aunque no existía en el Paleolítico, está «autorizado», así como la placa de inducción o el microondas. Los alimentos congelados son una buena alternativa si te resulta imposible comprar y cocinar regularmente alimentos frescos. Puedes recurrir, de vez en cuando, a las conservas, pero procura leer la información nutricional del envase para asegurarte de que no tenga mucho azúcar.

Los alimentos que han sobrevivido al paso del tiempo son los que forman parte de la alimentación cetogénica. Porque, desde el punto de vista de la evolución de nuestra especie, hace relativamente poco que los cereales y las patatas (y aún menos los refrescos de cola o el algodón de azúcar) han aparecido en la vida de los seres humanos. Nuestros antepasados se alimentaban de vegetales pobres en almidón y azúcar, así como de pescado, carne y huevos. Es muy posible que sus organismos estuviesen a menudo en estado de cetosis.

LA PIRÁMIDE ALIMENTARIA CETOGÉNICA

Para una alimentación cetogénica compuesta de 20 a 50 g de glúcidos al día

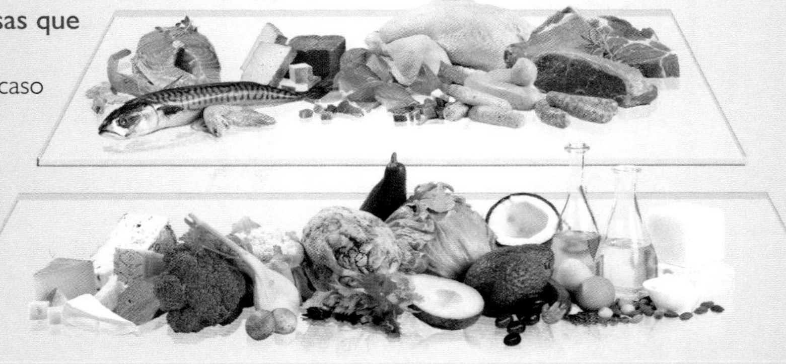

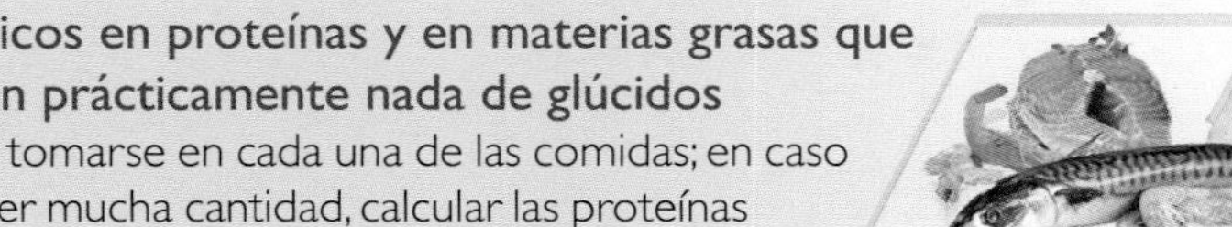

Cantidades medias de glúcidos (aprox. 10 g/100 g)

Solo tomar pequeñas cantidades; calcular las porciones

Cantidades bajas de glúcidos (aprox. 3 a 7 g/100 g)

Tomar con moderación; calcular las porciones

Alimentos ricos en proteínas y en materias grasas que no contienen prácticamente nada de glúcidos

Pueden tomarse en cada una de las comidas; en caso de comer mucha cantidad, calcular las proteínas

Alimentos muy pobres en glúcidos (<3 g/100 g) o muy ricos en materias grasas

Pueden tomarse en cada una de las comidas

PARTE IV

La praxis: práctica, peculiaridades, problemas

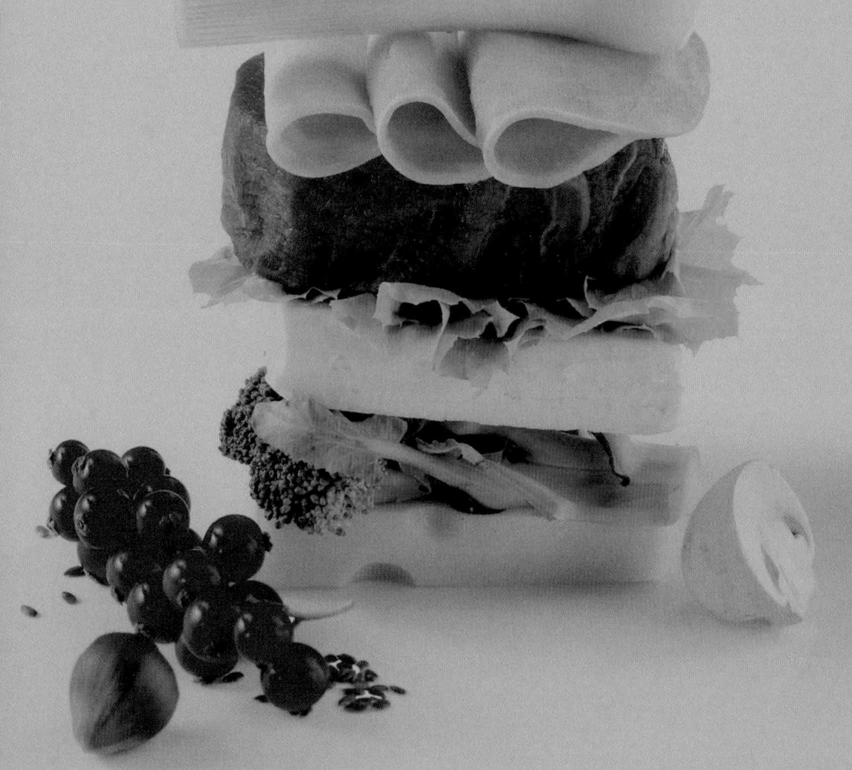

PRÁCTICA, PECULIARIDADES, PROBLEMAS

Te gusta (y puedes) cocinar

Si quieres explorar e incluso crear nuevas recetas, verás que la cocina cetogénica posee un amplio abanico de alimentos «autorizados». Además, algunas recetas clásicas se pueden transformar muy fácilmente para su uso en este tipo de alimentación.

Como hemos visto, el temor de solo poder comer carne, embutidos, huevos y queso es totalmente infundado: en cada comida puedes tomar verduras de hoja, verduras pobres en glúcidos, frutos secos y semillas... Una diversidad infinita se abre ante ti. En la actualidad, en las librerías hay libros de cocina *low-carb* (baja en glúcidos). Internet permite, además, descubrir e intercambiar toda clase de información. Si tecleas las siguientes combinaciones de palabras clave: «hipoglucídico», «pobre en glúcidos», «bajo IG», «débil índice glucémico», *low-carb*, «Atkins», «cetogénica» o «paleo» con «recetas», «cocina» o «repostería», te saldrán miles de enlaces a foros, webs y blogs que ofrecen recetas y consejos prácticos.

No te gusta, no tienes tiempo o no puedes cocinar

Si formas parte de esas personas a las que no les gusta o no pueden hacer la compra o pasar tiempo entre fogones, nada te impide comprar alimentos precocinados en el supermercado. Hay muchos productos pobres en glúcidos en conserva (en lata o tarros de cristal) o congelados. Puedes calentar chucrut en conserva y acompañarlo de unas salchichas (de Estrasburgo, ahumadas, etc.), de pechuga ahumada o de asado de cerdo de la sección de frescos. O prepararte en pocos minutos una tostada con una rebanada de pan proteico pobre en glúcidos, mantequilla y una buena loncha de jamón. Tampoco tardarás mucho en prepararte una tortilla con huevos, un poco de nata y una guarnición sencilla (panceta, queso o acelgas). Puedes saciarte rápidamente con pescado ahumado sobre pan proteico acompañado de una salsa de rábano picante y un poco de lechuga o un aguacate con aceite de oliva y limón. O chuparte los dedos con una lata de sardinas en aceite de oliva con pan proteico.

La mayoría de las carnicerías tienen una sección donde ofrecen una gran variedad de platos preparados listos para recalentar, pasar por la sartén –por ejemplo, brochetas marinadas que puedes acompañar de una lechuga lista para comer (a la que antes solo habrás tenido que limpiar debajo del grifo)– o dar un golpe de horno. Pero cuidado, muchas recetas, los rellenos sobre todo, ¡incluyen pan o pan rallado! Se venden también muchas ensaladas con huevos, carne o queso (pregunta si llevan azúcar). Las secciones de frescos de las tiendas o de los supermercados ofrecen una amplia selección de ensaladas de marisco o pescado (pregunta también si llevan azúcar).

En todos los supermercados se pueden encontrar verduras congeladas, ya peladas y cortadas en trozos (solas o mezcladas), verduras a la sartén ya condimentadas, platos pobres en glúcidos a base de carne o pescado que solo necesitan que los calientes (sin arroz ni pasta, por supuesto) y filetes de pescado y marisco (gambas por ejemplo) listos para que los rehogues unos pocos minutos en la sartén y los acompañes de una lechuga aliñada con una mayonesa elaborada con aceite de colza o de un poco de verduras. Pero cuando compres alimentos precocinados, recuerda siempre mirar la información nutricional porque no es extraño encontrar azúcar, jarabe de glucosa–fructosa, dextrosa, maltodextrina o almidón (usado como gelificante en las salsas). Cuando un plato precocinado lleva un sobre o una bandeja de feculentos (pasta, patatas o arroz) para acompañar al alimento principal, nada te impide comprarlo si te apetece: basta con no comer los feculentos. Cuidado también con las verduras en conserva porque algunas contienen azúcar, como, por ejemplo, el líquido de los pepinillos en vinagre o de los pepinillos Malossol a la rusa (pepinillos con cebollitas en vinagre. Existen versiones dulces que llevan edulcorantes). Los pepinillos clásicos elaborados según la técnica de lactofermentación no contienen azúcar ni edulcorantes.

En Internet, si buscas las palabras clave «platos dieta cetogénica», encontrarás los platos bajos en glúcidos de distintas marcas ofrecidos por tiendas *on line*. Estos platos son ricos en proteínas y, generalmente, concebidos para perder peso; por lo tanto, son bajos en grasa. Será necesario añadirles cierta cantidad, por ejemplo, de aceite de coco, mantequilla o aguacate.

Se pueden comprar, también en Internet, productos bajos en glúcidos: barritas crujientes, preparados listos para hacer repostería, etc.

Sin embargo, la repostería que encontramos en las tiendas está preparada siempre con harina y azúcar y no es adecuada para una alimentación cetogénica. Si te apetece comerte un trozo de pastel, deberás utilizar un preparado low-carb o encontrar una receta que puedas adaptar y hacer tú mismo tu pastel cetogénico. A menos que tengas un amigo al que le guste la repostería. En ese caso, ¡pídele que te prepare recetas cetogénicas!

Eres vegetariano o vegano

En la tercera parte, presentamos una larga lista de alimentos vegetales, huevos y lácteos que muestran, claramente, que la alimentación cetogénica pueden seguirla personas que quieren reducir o suprimir la carne de su dieta.

Aunque la dieta cetogénica excluye gran parte de las legumbres, debido a su alto contenido en glúcidos, los vegetarianos no tendrán ningún problema en cubrir sus necesidades diarias de proteínas tomando soja y setas, huevos y queso u otros lácteos.

Es, igualmente, posible seguir una dieta cetogénica y ser vegano, aunque con ciertas dificultades (es necesario consumir una cantidad suficiente de ácidos grasos y de aminoácidos esenciales).

Además de los de origen animal, un vegano debe eliminar de su dieta todos los alimentos ricos en glúcidos y sustituirlos por alimentos veganos pobres en glúcidos. Seguir una dieta cetogénica vegana no es, por lo tanto, fácil porque el aporte de proteínas solo puede llevarse a cabo con unos pocos alimentos pobres en glúcidos, principalmente productos a base de soja (como el tofu) o de proteínas de trigo (como el seitán). Las habas de soja tostadas son muy ricas en proteínas de alta calidad y pueden tomarse como tentempié o añadirse a las comidas. Los frutos secos son otra fuente de proteínas y aportan buenas materias grasas al organismo.

Es también posible recurrir a polvos de proteínas vegetales, procedentes del cáñamo o de la soja, que contienen proteínas de alta calidad. El aporte de materias grasas está asegurado por los frutos secos y los aguacates, así como por todo el abanico de aceites y grasas vegetales, empezando por el de coco y el de oliva.

No nos es posible tratar este tema aquí y en profundidad porque va más allá de lo que pretende este libro. Además, no hemos experimentado por nosotros mismos esta forma de alimentarse y no existe, en la actualidad, ningún estudio científico sobre esta cuestión. Pero la gran mayoría de los veganos saben perfectamente lo que pueden comer.

La tabla siguiente muestra las fuentes de proteínas adecuadas para los vegetarianos y, por ende, para los veganos.

Alimentos ricos en proteínas y pobres en glúcidos para vegetarianos y veganos

ALIMENTO	PROTEÍNAS (EN G/100 G)	MATERIAS GRASAS (EN G/100 G)	GLÚCIDOS (EN G/100 G)
Productos derivados de la soja			
Habas de soja tostadas	37,1	23,3	0,4
Proteínas de soja	69	0,5	0,2
Harina de soja	45,2	1,2	0,6
Leche de soja	15,7	9,9	0,2
Tempeh	19	7,7	1,8
Tofu, fresco	8,1	4,8	0,5
Oleaginosos (semillas y frutos secos)			
Semillas de cáñamo	24	32	2,8
Semillas de lino	24,4	30,9	0
Almendras	18,7	54,1	3,7
Semillas de amapola	20,2	42,2	4,2
Nuez de Brasil	13,6	66,8	3,5
Huevos			
Huevo fresco de gallina	12,9	11,2	0,7
Huevo fresco de oca	13,9	13,3	1,3
Productos lácteos			
Feta	17	18,8	0
Gorgonzola	19,4	31,2	0
Gruyer	29	32,3	0
Requesón	12,6	4,3	2,6
Mozzarella	19	19,8	0
Parmesano	32,3	34,8	0
Queso de leche agria (*harzer*)	30	0,7	0

A pesar de todas estas posibilidades, puede resultar difícil para un vegano reducir lo suficiente su consumo de glúcidos para entrar en cetosis. Los veganos que no consiguen entrar en cetosis no deben obligar a su organismo a adaptarse eliminando aún más alimentos porque pueden acabar teniendo carencias.

Es conveniente saberlo: hacer deporte ayuda a entrar en cetosis.

Temes no ser constante al seguir la dieta cetogénica

Puede que sea difícil imaginar cambiar de alimentación de un día para otro y durante un largo período de tiempo –o, al menos, eliminar una parte de los alimentos a los que se está acostumbrado desde siempre. Ya tratamos este tema en páginas anteriores, sobre todo cuando hablamos de los sustitutos bajos en glúcidos del pan, la pasta y las patatas. De todos modos, si actualmente te alimentas de una forma más o menos equilibrada, no tendrás que cambiar demasiadas cosas –bastará con eliminar algunos feculentos y dar mayor importancia a las formas de cocinar que se adaptan mejor–. Pero si crees que no vas a poder acostumbrarte a la alimentación cetogénica, existe una manera de sacar provecho de sus beneficios. Puedes hacer una «cura» cetogénica de corta duración –de un mes, mes y medio, tres meses, etc. (NOTA: también deberás comunicárselo al médico que lleva tu caso)–. La ventaja de estas curas es que sabemos cuándo acaban y que llegar hasta el final tiene un objetivo concreto. Cuando hemos conseguido «aguantar» hasta el fin, podemos decidir si seguir algunas semanas o meses más o hacer una pausa de, por ejemplo, dos semanas para luego volver a empezar otro período de cura.

Si eliges esta manera alterna de alimentarte, sé consciente de que, en cuanto vuelvas a consumir glúcidos, perderás los beneficios de la alimentación cetogénica.

A día de hoy, la alimentación cetogénica «intermitente» no ha sido objeto de ningún estudio científico a largo plazo. Ignoramos el impacto que puede tener pasar de una alimentación cetogénica a otra normal y viceversa. Por tanto, a pesar de que nada hace pensar que esta dieta intermitente tenga efectos negativos, aparte del hecho de que, durante las fases «normales» las personas con cáncer comen alimentos perjudiciales para su salud, no es posible emitir un juicio al respecto ante la ausencia de datos científicos. Sin embargo, disponemos de datos que indican, sin ningún tipo de dudas, que durante la quimioterapia o la radioterapia, una alimentación cetogénica tiene un impacto positivo en el bienestar de los pacientes y en el éxito del tratamiento. Es la razón por la que invitamos a aquellos que no quieren cambiar radicalmente su manera de alimentarse a considerar seguir la dieta cetogénica al menos durante los ciclos terapéuticos.

Puedes probar también con una dieta hipoglucémica menos estricta como, por ejemplo, la dieta IG. Esta forma de alimentarse permite un consumo de glúcidos claramente más elevado que la dieta cetogénica, siempre protegiendo al organismo de los peligrosos picos de glucemia y de insulina. Pero las personas que la siguen no se benefician de los efectos positivos que las cetonas producen en las células. Este tipo de alimentación puede, por supuesto, adoptarse entre dos ciclos de dieta cetogénica.

Si te das cuenta de que no soportas seguir la dieta cetogénica o que perjudica demasiado tu calidad de vida, tanto si es permanente como intermitente, no te obligues. En este caso, puedes seguir una alimentación parcialmente reducida en glúcidos y enriquecida con materias grasas, una alternativa más fácil de llevar. Puedes, también, hablar del tema con tu médico para, juntos, intentar averiguar por qué tienes dificultades y encontrar la solución. Eres libre de volver a intentarlo entonces.

Te cuesta tragar, sientes náuseas o tienes dolores

Algunos pacientes no pueden tragar, tienen náuseas o solo consiguen comer pequeñas cantidades de alimentos, porque el dolor les quita las ganas de comer o porque no tienen hambre por otros motivos (algunos medicamentos, muy efectivos contra las náuseas o el dolor, pueden producir pérdida de apetito como efecto secundario).

En este caso, o cuando estamos muy débiles, lidiar con esta situación y, a la vez, preparar nuevos platos puede resultar agotador: tener a nuestros seres queridos cerca para que puedan prepararnos la comida es algo que no tiene precio. Otra solución es cocinar en grandes cantidades y congelar en porciones que solo necesitarán que las recalientes. Podemos adelantarnos, de esta manera, a un ciclo de quimioterapia y disponer de suficiente comida preparada para esos días en los que no nos sentimos bien.

Con respecto a las personas que tienen problemas para tragar, les aconsejamos que reduzcan todas sus comidas a puré y las tomen templadas en lugar de calientes. Quienes solo consiguen comer pequeñas cantidades pueden optar por ingerir alimentos muy calóricos, ricos en materias grasas y proteínas. Existen distintos tipos de alimentos bebibles, que se venden en formato polvo o líquido, listos para tomar, que contienen grandes cantidades de materias grasas y pocos glúcidos (por ejemplo, Ketocal 4:1). Creados, en principio, para alimentar a niños con epilepsia y a pacientes con enfermedades extremadamente agotadoras como la bronconeumopatía crónica obstructiva, también se adaptan a la alimentación de los enfermos de cáncer. Coméntaselo a tu oncólogo o a tu farmacéutico (sobre todo para saber si los incluye la Seguridad Social).

Una bebida energética a base de proteínas en polvo, crema de almendras, agua, nata y aceite TCM, como las que mostramos en la parte dedicada a las recetas, aporta gran cantidad de calorías cetogénicas en un volumen bastante pequeño. Mezcla los ingredientes en una batidora de vaso o de brazo y divide la bebida resultante en dos partes para ir bebiéndola a lo largo del día. Hemos tenido muy buenas experiencias con este tipo de bebidas. Del mismo modo, las proteínas en polvo que podemos comprar en farmacias, parafarmacias, herbolarios o Internet son una buena fuente de proteínas. Están elaboradas a partir de proteínas de origen animal, sobre todo de leche, o de proteínas vegetales procedentes de la soja o del cáñamo. Cuando son de calidad no tienen casi sabor, no forman grumos y se incorporan al agua fácilmente. Pero, aquí también, hay que comprobar su contenido en glúcidos porque algunos productos (sobre todo los de sabores) pueden contener hasta un 25% de azúcar.

Según el gusto o la ocasión, los batidos pueden prepararse en versión salada o dulce (con estevia o con algún edulcorante artificial). Lo más sencillo es empezar por elaborar una pasta lisa con proteínas en polvo y un poco de agua e ir añadiendo los demás ingredientes y mezclarlo todo bien en la batidora. Podemos también añadir una pequeña cantidad de fruta (por ejemplo, frambuesas) o de especias, como la vainilla, de la que extraeremos todas las semillas o que también podemos adquirir en esencia.

Para un batido salado elegiremos, al gusto, verduras cocidas como por ejemplo brócoli o coliflor, o aguacate, que aliñaremos con un poco de sal y otras especias o condimentos. Según nuestra experiencia, los batidos son particularmente deliciosos cuando se toman fríos, pero también puedes tomarlos como si fuesen una sopa o un chocolate caliente. Muy ricos en proteínas y materias grasas, estas bebidas cubren en gran parte las necesidades diarias de estos dos macronutrientes y están particularmente adaptadas a las necesidades de las personas que no pueden tragar.

No quieres renunciar al dulce

Ya lo hemos dicho: seguir una dieta cetogénica no significa renunciar al dulce. Hay muchas recetas cetogénicas de postres, bollos, pasteles, tartas y cremas, la mayoría de ellas con edulcorantes. Si no quieres usar edulcorantes por temor a posibles riesgos para la salud, debes saber que, a día de hoy, no se ha demostrado científicamente que las cantidades de edulcorantes que se emplean en nuestras recetas supongan riesgo alguno. Para llegar al nivel de peligrosidad que se ha dado en pruebas con animales, necesitaríamos tomar cantidades enormes. La dieta cetogénica no prohíbe a los golosos los placeres del dulce. Pero si, aun así, no quieres recurrir a los edulcorantes artificiales, puedes usar la estevia. Este edulcorante vegetal tiene sabores que van desde el regaliz hasta un cierto punto amargo que, según las marcas, puede ser más o menos intenso y tal vez incluso te resulte desagradable, pero normalmente no se nota a menos que eches demasiada.

Puedes usar también un poliol llamado eritritol en pequeñas cantidades (ver las páginas 159 y 255): no es asimilado por el organismo, que lo elimina por la orina. A escala industrial, el eritritol procede de setas microscópicas. Este edulcorante, ideal para repostería, se vende en Internet. Algunos alimentos y especias poseen también sabores ligeramente dulces y pueden, por lo tanto, sustituir en parte a los edulcorantes. La almendra o el coco son ideales para la repostería cetogénica. La leche de coco, la vainilla y la canela, de forma natural, se perciben en la boca con una «sensación dulce». Debes saber que cuando se sigue la dieta cetogénica durante un tiempo, las ganas de dulce disminuyen y la percepción de «azucarado» de los alimentos aumenta.

Tienes alguna intolerancia o alergia alimentaria

Si un alimento desencadena en ti una reacción más o menos fuerte, elimínalo de tu dieta. Una alergia a los frutos secos, por ejemplo, implica que te abstengas de consumirlos, pero esto no es un problema en la dieta cetogénica –con la condición de que comas alimentos de origen animal–. Si sufres intolerancia al gluten, debes eliminar el seitán y el pan proteico. Dicho esto, la mayoría de los alimentos clave de la dieta cetogénica no causan alergias, o raramente. La hipersensibilidad a la proteína de la leche solo afecta al 0,1-0,5% de la población adulta (la intolerancia a la lactosa está mucho más extendida, pero la alimentación cetogénica elimina los lácteos con alto contenido en azúcar). Podemos encontrar en Internet webs que venden productos cetogénicos listos para consumir, que no contienen ni lactosa ni gluten. Si tienes dudas sobre alguno de los alimentos que no comías antes de empezar la dieta cetogénica, no dudes en consultar a un alergólogo.

No sabes qué beber

Muchas bebidas, como por ejemplo, los zumos de frutas, los refrescos (salvo que sean sin azúcar) y la cerveza (ver el apartado siguiente), contienen una enorme cantidad de glúcidos. El té y el café puros no tienen glúcidos, pero como contienen excitantes, no favorecen un descanso de calidad y deben consumirse con moderación (cada uno debe comprobar qué cantidad es capaz de tolerar). Las infusiones clásicas (verbena, tila, melisa, tomillo, etc.) no contienen –o muy pocos– glúcidos; la mayoría de las infusiones de frutas sí, pero en cantidades muy pequeñas. Si quieres endulzar estas bebidas, usa edulcorantes artificiales, estevia o polioles (ver la página 159). Y si no estás dispuesto en absoluto a renunciar al azúcar, piensa en tenerlo en cuenta en el cálculo de los glúcidos diarios que consumes. Para el té y el café, es mejor sustituir la leche (rica en glúcidos) por nata.

¡La mejor bebida es el agua pura! En casi todas partes, el agua del grifo es apta para el consumo. Si no te fías (o no te gusta su sabor), usa un filtro. El agua embotellada es cara y, a veces, está contaminada por los productos de la degradación del plástico si las condiciones de almacenamiento no son óptimas. El agua pura puede, también, beberse caliente; se recomienda a personas con problemas gastrointestinales derivados de su enfermedad o de los tratamientos.

Parece que algunas bebidas tienen virtudes anticáncer. El ejemplo más conocido es el té verde, que con su contenido en polifenoles contribuiría sobre todo a prevenir la enfermedad (e incluso curarla). Asimismo, experimentos llevados a cabo en laboratorios han demostrado que algunas sustancias del té verde evitan la formación de vasos sanguíneos en el tumor. Estas sustancias están presentes en grandes cantidades, sobre todo en el *sencha* y el *gyokuro*, dos tés verdes japoneses. Un consejo de preparación: déjalo infusionar de ocho a diez minutos.

Te apetece beber alcohol

Hasta hoy, los efectos del alcohol en la dieta cetogénica no han sido objeto de estudios científicos. Lo que sabemos es que un consumo moderado de alcohol reduce el riesgo de mortalidad en personas con enfermedades cardiovasculares. Por otro lado, estudios clínicos han demostrado que la dieta mediterránea española cetogénica –con un consumo de 20 a 40 cl de vino tinto al día– protege contra el síndrome metabólico y la esteatosis hepática.

En principio, una persona enferma de cáncer debería eliminar al máximo su consumo de alcohol porque se considera cancerígeno, sobre todo por las sustancias tóxicas que resultan de su degradación. No obstante, aunque casi con total seguridad existe un vínculo entre varios tipos de cánceres y el consumo de alcohol, parece, por otro lado, proteger frente a otros tipos de cáncer, sobre todo el carcinoma de células renales y el linfoma no Hodgkin.

En el metabolismo, el alcohol tiene efectos positivos cuando se consume con moderación y regularidad: el organismo reacciona mejor a la insulina, cuyos niveles bajan. Cuando se convierte en un problema es cuando se consume en grandes cantidades o cuando está asociado a los glúcidos.

En ese caso, en lugar de quemarlo de inmediato, el hígado lo transforma principalmente en grasa, lo que provoca esteatosis hepática.

Sin embargo, el placer de tomar alguna bebida alcohólica es, para mucha gente, sinónimo de calidad de vida. Si no deseas renunciar al alcohol, debes, pues, inclinarte por los vinos secos y otras bebidas con bajo contenido en glúcidos. La cerveza no es lo más aconsejable.

Patinazo

Tranquilo: comer un alimento glucídico –pan, una *pizza*, patatas fritas, etc.–. puede sacarte del estado de cetosis pero no por mucho tiempo. Lo importante es eliminar cuanto antes el máximo de glúcidos de tu alimentación. De este modo, las consecuencias de tu pequeño *lapsus* se corregirán y volverás al estado de cetosis fácilmente porque tu organismo aún tendrá a su disposición todas las enzimas que necesita para asimilar la alimentación cetogénica. Sobre todo, que no te remuerda la conciencia ni tengas miedo a posibles consecuencias. Sin embargo, es necesario preguntarte qué ha ocasionado este regreso al mundo de los glúcidos, así aprenderás para la próxima vez.

Tienes dudas porque te han dicho que algunos alimentos de la dieta cetogénica son supuestamente «cancerígenos»

Casi con toda seguridad has oído alguna vez que ciertos alimentos que recomendamos en este libro, o alguno de sus componentes, son cancerígenos. Por ejemplo, la carne roja o las «grasas» en general.

Debes saber lo siguiente:

- Para casi todos los alimentos es posible encontrar un estudio, en la literatura científica, que asegure que es sospechoso de ser cancerígeno. Es la conclusión a la que han llegado los doctores John Joannidis y Jonathan Schoenfeld. Juntos, se propusieron estudiar el potencial cancerígeno de los cincuenta alimentos más usados en los libros de cocina. Resultado: de los cincuenta alimentos analizados, ¡40 de 50 serían, digamos, potencialmente cancerígenos (es decir, el 80%)!
- El verdadero riesgo de cáncer solo atañe a unos pocos alimentos, como la carne quemada, la nuez de betel o el alcohol, ya mencionado.
- Para cada uno de los alimentos recomendados, no se ha podido comprobar la posible existencia de algún mecanismo que se ponga en acción en el organismo.
- Muchos alimentos tienen, a la vez, componentes que favorecen y que inhiben el cáncer (como, por ejemplo, el brócoli).

Volvamos a la carne roja: muchos estudios han demostrado que las personas que consumieron mucha carne roja a lo largo de sus vidas padecían más a menudo cáncer que las que comieron poca. Ahora bien, los científicos responsables de estos estudios, generalmente, admiten que esta consecuencia pudo haber sido producida por otros factores: podemos presuponer que quienes ingieren mucha carne roja, por extensión, no tienen un estilo de vida demasiado sano. Otras investigaciones indican que la cría intensiva y la transformación industrial de la carne pueden ser, en parte, responsables del riesgo de cáncer (y de las enfermedades cardiovasculares), pero, a día de hoy, esto tampoco queda demostrado científicamente. Sin embargo, y por las razones mencionadas anteriormente, sin duda es mucho mejor consumir, cuando se tiene la posibilidad, carne no procesada y procedente de animales criados ecológicamente.

El calcio es otro ejemplo: teniendo en cuenta que algunos tumores se calcifican, algunos «gurús pseudocientíficos» nos advierten en contra de este mineral, presente en muchos alimentos recomendados en este libro. Pero los depósitos calcáreos no implican, de ningún modo, que el calcio que contienen proceda de un aporte demasiado elevado: en realidad, los tumores son capaces de tomar el calcio directamente de los huesos, lo que no quiere decir que sea el responsable de la formación de tumores. Hay que subrayar que, comparada con una dieta rica en glúcidos, la alimentación cetogénica conlleva una pérdida de minerales. Esta es una buena razón para tomar suficientes nutrientes, incluido el calcio, a través de los alimentos.

¿Por qué debes vigilar tus aportes de minerales?

La alimentación cetogénica tiene un efecto diurético y, como te hemos indicado, puede suponer una pérdida de minerales a través de los riñones y, por ende, una ligera desmineralización que debe compensarse con aportes nutricionales. Una buena parte de los alimentos ideales para la dieta cetogénica son muy ricos en minerales: las semillas y los frutos secos sobre todo, pero también el aguacate, las verduras y, por supuesto, la carne. Y es importante prepararlos de manera que pierdan el mínimo de nutrientes. Por eso es más adecuado cocinar las verduras al vapor mejor que en agua

–o, en todo caso beber el agua de la cocción (en vez de tirarla) porque está llena de minerales–. El caldo de carne puede emplearse de muchas maneras y la carne hervida puede comerse sola, con verduras en sopa o en un guiso.

Si te gustan más las carnes hechas al horno, puedes usar el jugo del asado para preparar multitud de salsas. Para evitar los inconvenientes que pueden resultar de la pérdida de minerales, como calambres, dolores de cabeza o cansancio, puedes añadir sal a tus alimentos (y a tus bebidas). Elige sal marina porque, además del cloruro de sodio, contiene distintos minerales.

Complementos alimenticios

Una alimentación cetogénica variada aporta todas las vitaminas y todos los micronutrientes que necesita el organismo. Las opiniones difieren sobre si los complementos alimenticios son útiles en caso de cáncer y, si la respuesta es sí, cuáles. La vitamina C está recomendada –pero puede disminuir la eficacia de la quimioterapia–. Es posible que estos complementos sean beneficiosos para los veganos, ya que no toman todos los alimentos que el ser humano está acostumbrado a consumir desde hace milenios. En caso de calambres musculares, el magnesio puede ser útil. Siendo sinceros, los estudios que observan los efectos de los complementos alimenticios sobre la población concluyen que su eficacia es muy baja e incluso pueden ser algo perjudiciales. Sin embargo, algunos médicos argumentan que las personas con cáncer necesitan «micronutrientes» (no es raro encontrarnos con que desgraciadamente, tienen intereses económicos vinculados a la venta de los productos que recomiendan).

Sea como sea, antes de tomar complementos alimenticios, es aconsejable hablar con el médico, aunque no estemos seguros de que nos asesore correctamente. La dificultad radica en que no hay prácticamente ningún dato fiable. Es muy posible que ciertos complementos provoquen carencia de otros micronutrientes y desencadenen la pérdida de otros distintos. Sin embargo, no hay ningún riesgo si obtenemos los micronutrientes a través de los alimentos.

Nuestro consejo es, sencillamente, tener una alimentación cetogénica lo más variada posible.

Quieres empezar la dieta cetogénica hoy mismo

No todo el mundo tiene la paciencia de empezar la dieta leyendo, primero, un libro entero, incluso uno tan corto como este. Si quieres abordar, inmediatamente, las primeras etapas de la dieta cetogénica, ¡adelante! Pero no debes actuar de cualquier manera porque si dejas, de un día para otro, de tomar glúcidos, probablemente sufras efectos secundarios desagradables que puedes evitar, en gran parte, adaptando poco a poco tu alimentación actual. Además, si es fácil localizar los alimentos que se han de evitar, puede no serlo tanto encontrar los alimentos sustitutos.

Por eso, si quieres empezar hoy mismo la dieta cetogénica, te invitamos a seguir el siguiente programa:

- En tu próxima comida, reduce a la mitad la cantidad de glúcidos (una rebanada de pan en lugar de dos, media manzana y no una entera, etc.) y aumenta las materias grasas de manera que no modifiques tu aporte calórico habitual. Si hablamos de calorías, una rebanada de pan equivale a, aproximadamente, 20 g de mantequilla (que puedes poner sobre la otra rebanada) y media manzana puede sustituirse por unos 10 g de chocolate negro con un 90% de cacao o 7 g más de mantequilla. Recuerda: los zumos de fruta, los refrescos azucarados, la cerveza, etc., son muy ricos en glúcidos.

- En la comida siguiente, haz lo mismo pero procurando ingerir alimentos con mucha materia grasa y suficientes proteínas. Para la guarnición, elige verduras pobres en glúcidos, como el brócoli, el tomate o la col cocinados con mantequilla o aceite. No comas nada de fruta.
- Abastécete de los alimentos básicos de la dieta cetogénica, sobre todo aguacates, almendras, sardinas/arenques en aceite, mantequilla, quesos curados, acelgas, aceite de oliva, aceite de colza, huevos, carne, tofu, yogures cremosos (tipo griego), limones y chocolate negro con un 90% de cacao (un 80% es aún válido pero cuidado: cuanto menos cacao, más azúcar).
- En la siguiente comida, come otra vez la mitad de la cantidad habitual de glúcidos y, para compensar, come más materias grasas y suficientes proteínas (solo hacen falta treinta segundos para preparar un aguacate bien maduro regado con aceite de oliva, pimienta y zumo de limón recién exprimido, y así chuparse los dedos con uno de los alimentos estrella de la dieta cetogénica).
- En las demás comidas, continúa reduciendo lentamente el consumo de glúcidos a la vez que aumentas el de materias grasas.

Después de llevar a cabo estos sencillos pasos, en cuanto tengas tiempo, te invitamos a:

- Leer atentamente todo el libro.
- Abastecerte con más alimentos cetogénicos.
- Comprar en la farmacia o en Internet tiras reactivas para medir los cuerpos cetónicos.
- Pedir cita con el médico que lleva tu caso para comentarle tu cambio de dieta. (Si en lugar de escuchar tus argumentos, te desaconseja vehementemente que inicies la dieta cetogénica, pregúntate si no sería mejor cambiar de médico o, al menos, buscar la opinión de otro más receptivo).

Quieres saber si tienes las cetonas altas

Para saber, y controlar, si te encuentras en estado de cetosis, es decir, si tu hígado produce las cetonas que van a proporcionarle energía a tu organismo en lugar de los glúcidos, puedes comprar en farmacias, parafarmacias o Internet tiras reactivas para medir la presencia de cetonas en la orina. También hay tiras que detectan, a la vez, la presencia de azúcar y cetonas en la orina. Antes de comprar uno de estos productos (hay distintas marcas: Ketostix, Keto-Diastix, Keto-Diabur-Test 5000), infórmate, preguntando al farmacéutico o leyendo el prospecto, sobre su modo de utilización y sobre cómo hay que interpretar los resultados. Si la orina analizada contiene cetonas, la superficie reactiva de la tira cambiará de color. De este modo, si la cantidad de cetona está cerca de los 15 mg/dl, la mayoría de las tiras toman un color rosa-morado. La leyenda de colores impresa en el envase te permitirá comprobar la cantidad aproximada de cetonas que tienes en la orina –15 mg/dl es la cantidad ideal–. El mejor momento para hacer la medición es al final del día (por las mañanas, al levantarnos, la cantidad de cetonas es, generalmente, muy baja). Elige un momento del día en el que te encuentres cansado pero no después de haber hecho un esfuerzo intenso.

Distintos estudios muestran que cuanto más en estado de cetosis esté el paciente, más beneficiosa es la dieta cetogénica para él. Sin embargo, desaconsejamos llegar a cifras demasiado elevadas. No se recomienda sobrepasar los 80 mg/dl (morado oscuro). Si suben demasiado, aumenta ligeramente el consumo de glúcidos y pregúntate si has tomado suficientes líquidos. Si sobrepasas con creces este nivel, puede ser que tu organismo tenga dificultades para metabolizar las cetonas. Esta situación es extremadamente rara, pero indica que debes acudir de inmediato al médico.

Los análisis de orina solo dan una cifra aproximada de la concentración exacta de cetonas en sangre. Pero si eliminas, aproximadamente, 15 ml/dl de cetonas por vía urinaria, esto significa que tu sangre contiene una fuerte concentración de ellas y que tu organismo ha entrado en estado de cetosis de forma correcta. Es también posible estar en cetosis sin que los análisis de orina lo detecten: esto pasa cuando la medición se realiza tras un intenso esfuerzo físico, las células necesitan energía y se abastecen tan eficazmente de las cetonas que los riñones no eliminan prácticamente ninguna. Puedes, de vez en cuanto, hacer mediciones a través de análisis sanguíneos. En las farmacias hay también lectores de glucemia que miden la concentración de cetonas a partir de una gota de sangre y con la ayuda de unas tiras especiales (aunque suelen ser aparatos caros).

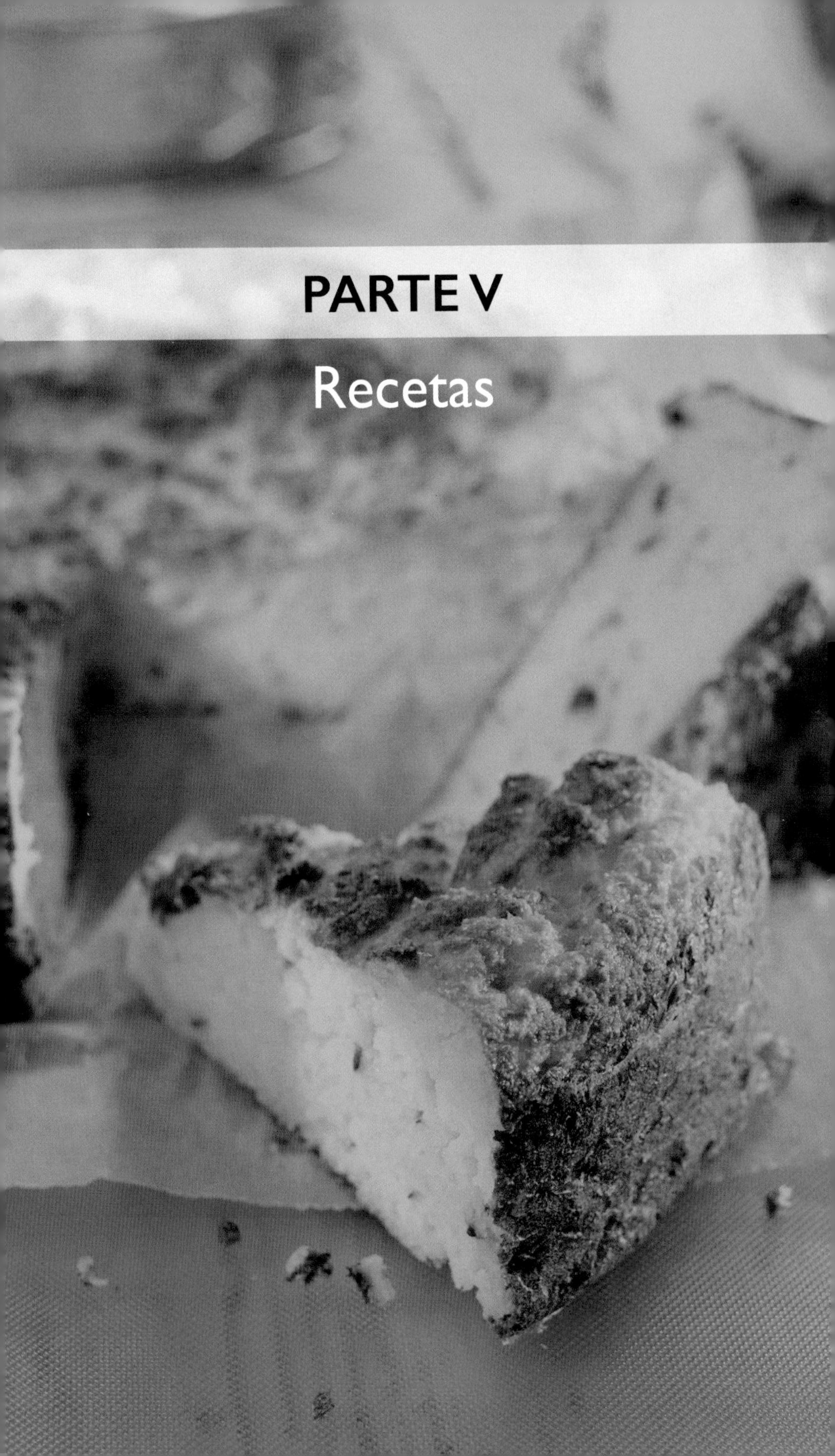

PARTE V

Recetas

EL DESAFÍO DE LA COCINA CETOGÉNICA

Esta obra no es un recetario, aunque dos de sus autores sean apasionados aficionados a la cocina cetogénica. En las librerías puedes encontrar bastantes libros de recetas cetogénicas, algunos excelentes.

En el fondo, la cocina cetogénica es como cualquier otra cocina, salvo que no usa patatas, cereales (o sus harinas), maíz, pasta, calabazas, legumbres ni azúcar, y utiliza las frutas y las verduras que contienen almidón con moderación.

Lo importante en la cocina cetogénica no es lo que se elimina, son los ingredientes que se usan y cómo se usan. No vas a preparar tus comidas con cualquier alimento: vas a prepararla con productos escogidos, de sabor agradable y alta calidad, y perfectamente adaptados a las necesidades específicas de las personas que padecen cáncer.

Si sabes cocinar, sabes preparar la cocina cetogénica. Si no, puedes aprender. Al menos, ¡no corres el riesgo de pasarte con la cocción de la pasta, las patatas o el arroz!

Por eso, haz una pequeña selección de los ceto-platos que aparecen en las próximas páginas y que hemos probados nosotros mismos. En la presente edición de este libro se incluyen las recetas de más éxito del recetario del estudio Kolibri.

Aunque, como te hemos indicado, este no es un recetario, queremos acompañarte en tus primeros pasos ofreciéndote algunas recetas sencillas y unos pocos consejos prácticos –y no mandarte, recién terminado de leer este libro, a gastarte más dinero en otro.

En el capítulo anterior, te hemos facilitado muchos consejos prácticos para preparar algunos alimentos. A continuación, en las páginas siguientes, hemos recopilado una selección de platos cetogénicos que nos gusta cocinar. Por supuesto, igual que en la cocina no cetogénica, hay recetas muy fáciles y otras un poco más complicadas que pueden no salirte a la primera. ¡No te desanimes! Inténtalo de nuevo, pon tu creatividad y tu imaginación en acción, y puede que inventes una manera innovadora de preparar la masa de un pastel, de ligar una salsa (¡sabemos que no es fácil!), de aromatizar un postre, etc.

Cocinar es agradable. Y la cocina cetogénica es particularmente agradable porque se sale de la norma. Es sabrosa y te descubrirá nuevos ingredientes, combinaciones inéditas, sabores originales... Cada plato es una experiencia nueva, tanto si lo preparas siguiendo la receta como si dejas volar tu imaginación, y, no lo olvides, beneficioso para tu salud.

Hemos reunido las recetas por temas. Además, si les echas un vistazo a tus libros de cocina convencional, verás que muchas recetas son perfectamente adecuadas a la alimentación cetogénica porque su contenido en glúcidos es muy bajo o porque solo tendrás que eliminar la guarnición de pasta, arroz o patatas o sustituirla por otras pobres en glúcidos.

Esperamos que disfrutes y, ¡buen provecho!

Recetas sencillas y rápidas

1. Huevos con almendras

Preparar dos huevos duros o pasados por agua y picar 50 g de almendras. En una sartén, calentar ligeramente 1 cucharada sopera de aceite de coco junto con las almendras. Pelar los huevos, picarlos en trozos gruesos, echarlos en la sartén y mezclar bien todos los ingredientes. Retirar la sartén del fuego y añadir sal y pimienta blanca recién molida. Servir caliente.

- PLG: 25/50/5/2,7.

Variantes

- Sustituir las almendras por unas nueces de macadamia, nueces pecanas, coco rallado o una mezcla de los tres. El contenido PLG debe volver a calcularse en función de los ingredientes elegidos.
- Aromatizar con otras especias, hierbas aromáticas, ajo o tomate fresco picado. El contenido PLG debe volver a calcularse en función de los ingredientes elegidos.

Variantes rápidas

- Añadir las almendras picadas y el aceite de coco directamente en el plato sobre los huevos calientes.
- Echar todo juntos en la sartén y cocinar removiendo como si fueran huevos revueltos.

2. Ensalada de aguacate con nueces de macadamia

Pelar el aguacate y cortarlo en dos. Picar la carne (aproximadamente 200 g) en dados y añadir pimienta negra, blanca o una mezcla de pimientas. Picar en trozos gruesos 30 g de nueces de macadamia saladas, añadir el aguacate y cubrir con tres cucharadas soperas de yogur cremoso batido. Servir.

- PLG: 8,2/76/3.

Variantes

- Añadir un tomate cortado. El contenido PLG debe calcularse en función de los ingredientes elegidos.
- Añadir hierbas aromáticas u otras especias. El contenido PLG debe volver a calcularse en función de los ingredientes elegidos.
- Sustituir el yogur cremoso por aceite de oliva y limón. El contenido PLG debe volver a calcularse.

3. Huevos revueltos con queso

Batir dos huevos, y añadir 50 ml de nata líquida y mezclar. Derretir unos 20 g de mantequilla o aceite de coco en una sartén y verter los huevos. Cocinar aproximadamente 1 minutos a fuego medio y, con la ayuda de una espátula, llevar la preparación dos o tres veces hacia los bordes para que se cuajen los huevos. Echar sobre los huevos 50 g de queso rallado (debe ser curado, no usar quesos ligeros). Salar –aunque no demasiado; no hay que olvidar que el queso ya tiene sal–. Dejar que se cocine hasta que la masa esté cuajada y el queso derretido.

- PLG: 31,4/61/2,6.

Variantes

- Podemos emplear más o menos queso según nuestro gusto, así como añadir otros ingredientes: tocino ahumado, gambas, dados de pimiento salteados, espinacas al vapor, lonchas de aguacate, hierbas frescas picadas, un poco de pimentón, etc.

4. Sardinas con alcaparras

Echar el contenido de una lata de sardinas en aceite (peso total: 125 g) en un cuenco y deshacerlas con el tenedor. Cortar media cebolla (20 g) en dados y añadir a las sardinas deshechas. Agregar aproximadamente 1 cuchadita de postre de ralladura de cáscara de limón biológico, 1 cucharada sopera de zumo de limón y pimienta molida y mezclar bien. Escurrir 1 cucharada sopera de alcaparras en vinagre, picarlas muy finamente y echarlas en el cuenco, junto con 2 cucharadas soperas de perejil finamente cortado, mezclar y añadir sal si fuese necesario (las alcaparras ya llevan sal). Esta *rillette* de sardinas está deliciosa sola o con pan crujiente (ver la receta de la página 226) o acompañando a unos huevos duros.

- PLG: 19,7/29,1/3,9.

5. Carne picada con aguacate

Rehogar una cebolla pequeña (50 g) en 50 ml de aceite de coco, incorporar 200 g de carne de buey/vaca picada y dorar hasta que la carne se deshaga con facilidad. Añadir un poco de vino tinto (50 ml). Aromatizar con 2 cucharaditas de postre de concentrado de tomate, 1 cucharadita de postre de pimentón y hierbas a la italiana, sal y pimienta. Cortar un aguacate (aproximadamente 200 g) en dados, añadirlos a la sartén y mezclar. Servir.

- PLG: 50,9/125,4/7,9.

Variantes

- Podemos añadir dados de calabacín o servir la mezcla acompañada de «espaguetis de calabacín». El contenido PLG debe ser recalculado en función de los ingredientes elegidos.

6. Ensalada de canónigos con aguacate, nueces y gorgonzola

Lavar y escurrir 200 g de canónigos, y poner en una ensaladera. Cortar 100 g de aguacate en dados, desmenuzar 100 g de gorgonzola o cortarlo en dados pequeños y picar 50 g de nueces. Mezclarlo todo con los canónigos. Aliñar con sal, pimienta y hierbas, y añadir vinagre y 50 ml de aceite de oliva virgen. Esparcir por encima semillas de granada.

- PLG: 32,5/137,1/15,5

Recetas clásicas versión *low-carb*

1. Suflé de queso

Separar las claras de las yemas de cuatro huevos. Batir las yemas hasta que estén espumosas. Añadir 3 claras más a las 4 anteriores y montarlas a punto de nieve. Con la ayuda de una espátula, incorporar las yemas a las claras en varias tandas pero sin mezclar demasiado. Rallar 300 g de queso curado –comté, gruyer, etc.– parmesano fresco o incluso queso rallado de bolsa y añadirlo despacio a la mezcla de huevos. Si se desea, aromatizar con una pizca de nuez moscada recién rallada. Precalentar el horno a 175° C. Verter la mezcla en un molde para suflés untado de mantequilla, cortar la superficie con un cuchillo y hornear inmediatamente. Hornear unos 45 minutos sin abrir la puerta para evitar que baje. Sacar el suflé cuando esté bien dorado y servir rápidamente. Está delicioso acompañado de una ensalada de lechuga.

- PLG (de la versión parmesano): 140,4/131,3/2,9.

2. *Raclette*

Cortar un apionabo en rodajas. Prepararlas al vapor hasta que estén ligeramente al dente (el apionabo hará las veces de patatas). Cortar en cuatro las rodajas aún calientes, colocarlas en una sartén y cubrirlas con verduras al gusto cortadas en trozos: pimiento rojo, champiñones, apio en rama, tomate fresco, cebolla cortada muy finamente, etc. Cubrirlo todo de queso especial para fundir y dejar que se derrita en el *grill*. Se puede, también, rehogar panceta ahumada en la sartén, añadirle las verduras y el queso, y verterlo todo sobre las rodajas de apionabo una vez que el queso esté fundido.

- El contenido PLG dependerá de los ingredientes que se han elegido.

3. *Pizza* de coliflor

Rallar finamente 300 g de coliflor. En un cuenco, batir 2 huevos hasta que estén espumosos, e incorporar la coliflor y 150 g de queso rallado (que no sea ligero). Extender esta masa sobre una placa de horno recubierta de papel para hornear de forma que quede repartida por toda la superficie. Precalentar el horno a 200º C y hornear. Dejar unos 40 minutos (la masa debe estar bien dorada). Cubrir la masa cocida con un concentrado de tomate, tomates pelados en conserva finamente picados y orégano; a continuación añadir más ingredientes al gusto: salami, aceitunas, alcaparras, anchoas lavadas y escurridas, etc. Esparcir queso y dorar 10 minutos más en el horno. Esta *pizza* basta para satisfacer a dos personas hambrientas.

- PLG de la «masa para *pizza*»: 65/59,2/7,8.
- El contenido PLG de la *pizza* depende de los alimentos elegidos para la guarnición y debe calcularse para cada versión.

4. Cóctel de gambas

Batir 150 g de nata fresca (de 30% de M.G.), 20 ml de nata líquida y 10 ml (aproximadamente 1 cucharada sopera) de zumo de limón hasta que se obtenga una mezcla cremosa. Incorporar 20 g de concentrado de tomates y añadir sal, pimienta molida y pimienta de Cayena generosamente (las gambas suavizan el fuego de las especias). Añadir varias gotas de algún edulcorante –la lechuga debe estar ligeramente dulce–. Se puede agregar también 2 cucharadas soperas de un buen coñac. Disponer las hojas de lechuga, por ejemplo de salanova, en los platos. Repartir 300 g de gambas frescas o descongeladas sobre la lechuga y cubrir con la salsa. Las cantidades descritas bastan para elaborar un entrante para cuatro personas, para dos si lo sirves como plato principal.

- PLG: 62/55,3/10.

5. Trucha con almendras, puré de apio y ensalada de pepinos con nata

En una sartén, dorar un filete de trucha (aproximadamente 200 g) en mantequilla a fuego suave-medio. En cuanto se despegue del fondo de la sartén, darle la vuelta para dorarlo por el otro lado. Cuidado: la trucha no debe cocinarse demasiado, o se seca. La cocción ha terminado cuando la carne está aún ligeramente traslúcida. Mientras se prepara el pescado, tostar 1 cucharada sopera de almendras en láminas en una sartén hasta que estén doradas. Servir el pescado en platos calientes, aliñado con zumo de limón, flor de sal y un poco de pimienta, y añadir las almendras tostadas.

Como guarnición, servir un puré de apio (ver la receta en «Los básicos», en la página 225).

Este plato puede acompañarse con una ensalada de pepinos con nata. Para elaborarla, cortar finamente un pepino y preparar una salsa con 1 cucharada sopera de zumo de limón, 30 ml de nata líquida, sal, pimienta y eneldo recién cortado.

- PLG trucha + ensalada de pepino: 49,4/43,7/1,6.

Postres

1. Crema de vainilla con frutas y nueces

Batir 50 g de mascarpone con 50 g de nata líquida. Añadir un poco de edulcorante o estevia y vainilla en polvo (en tiendas de productos bio/herbolarios), y mezclar. Agregar 20 g de frutos rojos variados y picados (frescos o descongelados), 10 g de nueces y 10 g de nueces de Brasil, también picadas.

- PLG: 6,5/53/6,2.

2. *Mousse* de almendras

Batir 50 g de crema de almendras sin azúcar (en tiendas de productos bio/herbolarios), 150 g de nata fresca (40% de M.G.) y 50 ml de nata líquida hasta obtener una textura cremosa. Añadir un poco de edulcorante o estevia al gusto.

- PLG: 15,7/103,8/8,3.

Variante

- Esta receta puede, también, elaborarse con otras cremas de frutos secos –nueces, avellanas, etc.–. Podemos además aromatizarla con cacao en polvo y especias como la canela. El contenido PLG debe ser recalculado en función de los ingredientes elegidos.

3. *Mousse* de chocolate

Rallar o cortar en trozos menudos 100 g de chocolate negro (85-99%). En un recipiente, poner al baño María el chocolate junto con 2 huevos tamaño M muy frescos, 25 g de mantequilla y 1 cucharada sopera de café fuerte o expreso. Calentar mezclando constantemente hasta obtener una crema suave. Sacar el recipiente del agua y dejar que enfríe la crema. Batir 125 ml de nata líquida e incorporarla al chocolate. Dejar que cuaje toda la noche en la nevera.

- PLG medio (según el chocolate): 23,4/130,4/26.

Variantes

- Se puede aromatizar la *mousse* con distintas especias –canela, especias de pan de jengibre, etc.

4. *Panna cotta* con leche de coco

Ablandar 2 hojas de gelatina en agua fría. En un cazo con los bordes altos, llevar a ebullición 100 ml de nata líquida junto con una vaina de vainilla abierta y reducir durante 5 minutos, removiendo constantemente. Añadir 0,5 ml de edulcorante, ½ cáscara de lima o naranja rallada y 200 ml de leche de coco no azucarada y baja en glúcidos, y dejar que se haga a fuego lento durante 5 minutos más, sin dejar de remover. Retirar el cazo del fuego, escurrir la gelatina e incorporarla a la crema caliente. Cuando se enfríe un poco, verterla en vasitos. Dejar que cuaje toda la noche (o, al menos, 5 horas) en la nevera.

- PLG: 8/67,7/9,4.

Variante

- La *panna cotta* puede servirse también acompañada de una *mousse* de papaya, preparada como la jalea de papaya pero sin gelatina. El contenido PLG debe ser recalculado en función de los ingredientes elegidos.

5. Tortitas/crepes

Mezclar 1 huevo, 40 g de harina de almendras, una pizca de sal y 30 ml de nata líquida. Para obtener cada una de las crepes, verter una cuarta parte de la masa –con esta cantidad se elaboran cuatro crepes– en una sartén untada con 20 g de mantequilla y hacerlas a fuego muy suave. Darle la vuelta con una espátula, con cuidado de no deshacer la crepe, y dorar por el otro lado.

- PLG: 16,3/54/3.

6. Jalea de papaya

Reducir a puré 200 g de papaya, añadir unas gotas de zumo de lima y edulcorante y mezclar. Ablandar 4 hojas de gelatina en agua fría y derretirlas calentándolas en un cazo pequeño (en el microondas se tarda unos segundos). Incorporar, primero y rápidamente, 2 cucharadas soperas del puré de papaya a la gelatina líquida y, después, añadir el resto del puré. Verter esta mezcla en dos tarritos y dejar que cuaje. Batir 200 g de nata líquida. Antes de servir, decorar con la nata montada.

- PLG de la jalea de papaya: 6,9/0,3/14.
- PLG de la jalea con nata montada: 9,3/30,4/17,5.

Variantes

- Esta receta puede elaborarse con frambuesas, arándanos, una mezcla variada de frutas del bosque (fresas, moras) y otras bayas pobres en glúcidos.

Bebidas

1. Batido de coco o crema aromatizada al limón

En una batidora de vaso, mezclar 200 ml de agua fría con 25 g de proteínas en polvo sin sabor hasta obtener una preparación cremosa. Añadir 20 g de crema de almendras y 10 ml de aceite de coco y mezclar. Agregar 1 cucharadita de postre de ralladura de limón biológico y otra de edulcorante o estevia al gusto. Al final, incorporar 100 ml de leche de coco espesa y 50 ml de nata líquida o bien únicamente 100 ml de nata líquida y mezclar bien. El contenido en glúcidos de la leche de coco varía según las marcas –puede ir desde los 2,5 g hasta los 9,1 g por cada 100 ml–. Procura que sea lo más baja en glúcidos posible.

- PLG de la opción con leche de coco pobre en glúcidos: 28,7/39,2/1,9.
- PLG de la opción con nata líquida: 28,4/53,4/5,4.

Variantes

- La ralladura de limón puede ser sustituida por vainilla y otros ingredientes aromáticos: cardamomo molido, aroma líquido de mantequilla avainillada, 1 cucharada sopera de cacao, etc.
- Para obtener una versión salada de este batido, mezclar la leche de coco con una pizca de sal y ½ cucharadita de postre de comino molido.

2. Batido cremoso de frutas

En una batidora de vaso, mezclar 200 ml de agua fría con 25 g de proteínas en polvo sin sabor hasta obtener una preparación cremosa. Añadir 20 g de crema de almendras y 10 ml de aceite de coco y mezclar. Añadir, al gusto, bayas pobres en glúcidos y mezclar. Agregar edulcorante o estevia y 100 ml de nata líquida y mezclarlo todo bien.

- PLG: 28,4/53,4/5,4.

3. *Lassi* con comino

Mezclar 100 g de yogur cremoso (10 g de M.G.) con 70 ml de agua (o un poco más si se prefiere el *lassi* más líquido). Agregar una pizca de sal y comino al gusto y mezclar bien. Beber fresco.

- PLG: 3,1/10/3,7.

Variante

- Para obtener un *lassi* dulce, añadir a la mezcla de yogur y agua un poco de edulcorante o estevia y 30 g de puré de papaya. PLG: 3,3/10/4,4.

4. Té helado

Preparar, al gusto, un té negro, verde o blanco y añadir, si se quiere, hierbas o té aromatizado y dejar enfriar. Agregar un poco de edulcorante y enfriar en la nevera.

5. Té *chai*

La receta clásica india/asiática se prepara con leche. Aquí se usa nata líquida, que contiene menos azúcares.

Llevar a ebullición 900 ml de agua con 6 semillas de cardamomo, 1 cucharada sopera de semillas de hinojo, 4 clavos de olor, 1 rama de canela, 1 cucharadita de postre de anís y 1 cucharadita de postre de jengibre finamente picado (meter todas las especias en un filtro para tés de papel, tela o metal). Añadir 100 ml de nata líquida, hervir un poco más y retirar el cazo del fuego. Agregar 5 cucharadas soperas de té negro fuerte (usar un filtro) y dejar infusionar de 3 a 8 minutos. Retirar las especias y el té. Añadir, si se quiere, estevia o algún edulcorante. Servir el *chai* caliente con canela espolvoreada.

- PLG: 2,4/31,7/4,1.

6. Té de menta

Preparar una infusión con 3 ramas de menta o melisa en 1 litro de agua hirviendo. Podemos usar también infusiones en bolsitas pero es preferible con hierbas frescas. Añadir un poco de zumo de limón y, si se quiere, edulcorante o estevia al gusto. Se puede tomar fresco o con hielo en vaso alto. Esta infusión no contiene prácticamente ni proteínas, ni glúcidos, ni materias grasas.

7. Té o limonada de jengibre, refrescante y útil para las náuseas

Pelar aproximadamente 30 g de jengibre fresco y cortarlo en rodajas.

- Para el té, verter 1 litro de agua hirviendo sobre el jengibre y reposar durante 10 minutos. Esta bebida puede aromatizarse con hojas de menta o con zumo de lima, de naranja o de limón. Añadir, si se quiere, algunas gotas de edulcorante o de estevia.
- Para la limonada, echar el jengibre en una jarra junto con 1 litro de agua fría (normal o con gas). Añadir rodajas de lima, limón y naranja o algunas hojas de menta y dejarlo reposar toda la noche en la nevera. Añadir, al gusto, un poco de edulcorante o estevia.
- PLG: sin importancia (solo aproximadamente 2 g de glúcidos del zumo de naranja).

Recetas básicas

1. Pan

«Pan» de almendras rápido

Batir 1 huevo con el tenedor, e incorporar 50 g de almendras molidas. En una sartén, calentar 1 cucharadita de postre de mantequilla o de aceite de coco. Verter la mezcla de huevo y almendras en la sartén y aplastarla para darle forma a la torta –debe ser de, aproximadamente, 1 cm de grosor–.

Dorar por ambos lados a fuego suave y poner sobre un papel de cocina para que absorba el aceite sobrante.

Una vez que la torta esté fría, se puede cortar en dos transversalmente, untarle un poco de mantequilla y acompañarla de distintos ingredientes. Según las guarniciones, se puede añadir a la masa una pizca de sal o un poco de edulcorante o estevia.

- PLG: 17,4/38/2,3.

Pan crujiente

Picar en trozos gruesos 60 g de nuez de Brasil y mezclarlas en un cuenco grande con 60 g de semillas de calabaza, 40 g de semillas de lino recién molidas, 40 g de semillas de sésamo, 40 g de semillas de cáñamo, 30 g de proteínas en polvo (por ejemplo, proteínas de soja) y 50 g de almendras molidas. Batir 2 huevos hasta que estén espumosos y añadir 30 ml de aceite de colza y 1 cucharada sopera de sal sin dejar de batir la mezcla. Incorporar la mezcla de nueces y semillas a los huevos, añadir 1 o 2 cucharadas soperas de agua fría y mezclar. Poner un papel vegetal sobre una placa de horno, verter la masa y extenderla por toda la superficie usando las manos previamente mojadas.

El espesor debe ser de ½ cm, aproximadamente. Meter en el horno precalentado a 170° C y hornear durante 45 minutos. Sacarlo del horno, dejar que se enfríe y romper en trozos. Este pan crujiente se conserva varios días en la nevera en una caja de metal forrada con papel vegetal.

- PLG: 100/184/19.

VARIANTE

- Esta receta se puede preparar en versión *muesli* crujiente: sustituir los 2 huevos por 30 g de proteínas de soja que se mezclarán con 200 ml de agua fría hasta obtener una masa homogénea y añadir 1 cucharadita de postre de sal y los demás ingredientes en las proporciones indicadas, salvo las almendras molidas, de las que se añadirán 80 g en lugar de 50. Una vez horneado y enfriado, este pan es muy quebradizo: se rompe fácilmente en trozos pequeños que podemos usar como base para hacer mueslis. Ideal para veganos. PLG: 90/187/19,3.

2. SUFLÉ

Cocinar al vapor o dorar a fuego suave (en mantequilla o aceite de coco) varias verduras peladas y cortadas en trocitos: pimiento, pencas de apio, apionabo, coliflor, brócoli, etc. Disponer las verduras cocinadas en una fuente para hornear y añadir la crema de huevos por encima, meter en el horno precalentado a 160° C y hornear durante unos 40 o 50 minutos.

CREMA DE HUEVOS (PARA DOS PERSONAS): batir 2 huevos tamaño M (aproximadamente 60 g), añadir 50 ml de nata líquida y 50 g de nata fresca (40% de M.G.) y seguir batiendo hasta obtener una mezcla homogénea. Estas cantidades son suficientes para dos personas. Salpimentar y añadir especias al gusto: pimentón dulce, nuez moscada recién rallada, coriandro molido, cúrcuma, comino, curry, etc. Hacia el final de la cocción, podemos espolvorear también queso rallado, parmesano por ejemplo, para gratinarlo. Las verduras pueden ir acompañadas de tofu o carne cocida por ejemplo, de vaca, cortada en dados. Si deseas preparar una ración más pequeña, usa menos verdura y la mitad de la crema de huevos.

- PLG del preparado de huevos: 17,7/50/3,5.

Variante

- Las verduras pueden mezclarse con trozos de carne de buey/vaca, por ejemplo, o con dados de tofu.

3. Cremas

Muchas verduras son ideales para preparar cremas: es el caso de la coliflor y el brócoli, pero también de las setas, el apio, el pimiento y otros vegetales pobres en almidón. Una vez cocinada y triturada, la crema de verduras se congela sin problemas en porciones, prácticas y rápidas de preparar llegado el momento. Cortar en trozos pequeños las verduras lavadas y peladas, por ejemplo 500 g de pimiento rojo y sofreírlo con 20 g de cebolla finamente picada en 10 g de aceite de coco. Añadirle ½ litro de caldo de verduras (hecho en casa o en pastilla) y dejarlo a fuego lento hasta que las verduras estén tiernas. Añadir 400 ml de leche de coco espesa sin azúcar, sal, pimienta recién molida y un poco de jengibre y chile en polvo. Al final, agregar 150 ml de nata fresca (30% de M.G.). Podemos sustituir la leche de coco por nata líquida. Adaptar las especias a las verduras escogidas, por ejemplo, coliflor + nuez moscada recién rallada + un poco de mostaza, setas + zumo de limón (no triturar la crema de setas). Se puede también cambiar las cantidades de caldo de verduras, nata líquida y leche de coco: para una crema más densa, sustituir una parte del caldo de verduras por nata o leche de coco.

- El contenido PLG debe ser calculado según los ingredientes elegidos.

4. Sopa cremosa de espinaca y gorgonzola

En un cazo, calentar 100 ml de nata líquida con 20 g de grasa de coco. Añadir 100 g de gorgonzola y dejar que se derrita. Echar 200 g de espinacas frescas en el cazo y esperar a que reduzcan; después, salpimentar y agregar nuez moscada recién molida. En caso de dificultad para tragar, triturar la sopa y no usar demasiadas especias. Verter en un plato sopero y poner como guarnición lonchas de salmón ahumado (20 g).

- PLG: 31/84/5,3.

5. Salteado/*Wok* de verduras

Dorar, a fuego medio, cebolla y jengibre finamente picados en aceite de coco. Remover de vez en cuando. Añadir verduras pobres en glúcidos lavadas y cortadas en trocitos, por ejemplo calabacines cortados en rodajas finas, zanahorias en rodajas finas (no demasiadas porque tienen muchos glúcidos), coliflor troceada, dados de pimiento rojo, rodajas de puerros, espinacas, etc. Dorar las verduras a fuego medio, removiendo de vez en cuando, hasta que estén al dente (echar primero en el *wok* las verduras que tarden más en cocinarse y en último lugar las que se cocinen en menos tiempo). Espolvorear semillas de sésamo o almendras en láminas tostadas sobre los platos. Regar con un poco de zumo de limón y un buen aceite de oliva de primera presión en frío. Condimentar con flor de sal y pimienta negra recién molida.

Podemos, también, preparar cada verdura por separado, por ejemplo rehogar a fuego vivo y en aceite de oliva el calabacín cortado en rodajas de 1 cm de espesor hasta que estén bien doradas. Condimentar con flor de sal hace que resalten los sabores de las verduras aliñadas con aceite de oliva. Las verduras hechas al *wok* son un plato muy sencillo de elaborar y existen muchas versiones. Se puede usar verduras congeladas –siempre que sean pobres en glúcidos–, y también se pueden añadir otros ingredientes: dados de pechuga de pollo o de carne de buey/vaca asada, tofu salteado, etc. El contenido PLG debe ser calculado según los ingredientes elegidos. El aceite usado en la cocción proporciona la cantidad de materia grasa necesaria.

6. Salsa de queso/*quark*

Quark picante: apropiado para acompañar a platos de verduras o carnes o las ramas de apio al vapor, o para untar sobre pan cetogénico.

Receta básica: poner 250 g de queso blanco (40% M.G.) en un gran cuenco y mezclarlo con 50 ml de nata líquida y 20 ml de aceite de coco.

- PLG: 29/64,3/8,2.

Esta receta básica puede aderezarse de muchas maneras:

- Añadir a la preparación 20 g de cebolla picada en pequeños dados, cebollino cortado (40 g) y pimentón dulce, salpimentar al gusto y mezclar bien con el *quark*. PLG: 30,8/64,6/9,8.

- Rallar finamente medio pepino (250 g), picar 20 g de cebolla, majar 1 diente de ajo (10 g) y mezclarlo todo con la receta básica y 10 ml de aceite de oliva de primera presión en frío. Añadir 1 cucharada sopera de zumo de limón (10 ml) y condimentar con sal y pimienta o guindilla fresca cortada en trocitos muy pequeños. PLG: 28/74,4/18,5.
- Incorporar a la preparación hierbas frescas finamente cortadas, por ejemplo eneldo, perejil, coriandro o perifollo, y 20 g de cebolla finamente picada; es delicioso aliñado con aceite de oliva y zumo de limón. PLG (sin hierbas): 29,3/74,4/11,2.

Dip CREMOSO: para acompañar a *fondues* o a verduras crudas o para untar sobre una rebanada de pan proteico o de pan crujiente.

Batir 150 g de nata fresca (30% de M.G.), una pizca de sal y 1 cucharadita de postre de zumo de limón hasta obtener una textura homogénea.

- PLG: 4,5/45/4,6.

Esta receta base puede cambiarse, por ejemplo, con distintas especias u otros ingredientes:

- Añadir 1 cucharadita de postre de jengibre fresco picado finamente y un poco de *curry* en polvo o guindilla cortada muy finamente y mezclar bien. PLG (sin la guindilla): 4,5/45/5,1.

- Preparar 1 o 2 tomates picados en dados; mezclar 2 cucharadas soperas del picado de tomate con 1 cucharada sopera (aproximadamente 5 g) de aceite de oliva e incorporarlo al *dip*. PLG: 4,7/50/5,1.
- Añadir 1 cucharada sopera de alcaparras picadas finamente (aclararlas bien si están saladas). Para esta variante, no salar el *dip* porque las alcaparras ya llevan demasiada sal. PLG: 4,7/45/5,1.
- Aclarar con agua dos filetes de anchoas saladas, escurrirlas y picarlas muy finamente; picar también 1 cucharada sopera de perejil e incorporarlo todo al *dip*. PLG: 6,5/45,2/4,8.
- Picar muy finamente distintas hierbas frescas –eneldo, perejil, tomillo, orégano, romero, perifollo, etc.– y mezclarlas con el *dip*. El contenido PLG debe ser calculado según las hierbas elegidas y las cantidades.

Obatzda: es originaria de Suiza y Baviera. Esta crema de queso muy sabrosa se disfruta, tradicionalmente, acompañada de una cerveza dietética y, a veces, de una rebanada de pan proteico.

Poner a temperatura ambiente 200 g de camembert o de brie (60% de M.G.) hasta que esté bien blando (por ejemplo, dejarlo toda la noche). En un cuenco grande, aplastar el queso con un tenedor y mezclarlo con 100 g de mantequilla blanda hasta obtener una pasta granulosa. Picar muy finamente una cebolla pequeña (100 g).

Para las personas que no digieren bien la cebolla cruda, primero se la puede rehogar hasta que adquiera un aspecto vítreo. Machacar en el mortero 1 cucharadita de postre de alcaravea. Mezclar muy bien la preparación de queso, cebolla y alcaravea con ¼ de cucharadita de postre de pimentón picante y 1 cucharadita de postre de pimentón dulce, sal y pimienta al gusto.

- PLG: 19,8/122,4/5,6.

Variante

- Para un sabor más intenso, sustituir los 200 g de camembert por 100 g de camembert y 100 g de *romadur* o *limburger* (quesos elaborados con leche de vaca).
- Para un sabor más suave, añadir 2 cucharadas soperas de *créme fraîche* y de queso fresco.
- Puedes permitirte un poco de cerveza dietética

El contenido PLG debe ser calculado según los ingredientes elegidos.

7. En lugar de puré de patatas, patatas salteadas o arroz, es mejor el puré de apionabo, el apio salteado o el arroz de coliflor

Pelar un apionabo de 500 g (una vez pelado aproximadamente 300 g) y cortarlo en dados de 1 cm. Echar agua en un cazo e introducri el apionabo. Llevar a ebullición, tapar y cocer unos 25 minutos más hasta que esté muy tierno. No debe quedar prácticamente nada de agua en el cazo. Añadir 50 ml de nata líquida y reducirlo todo a puré con una batidora de brazo. Agregar 50 g de mantequilla, sal, pimienta y, si se quiere, una pizca de nuez moscada o hierbas frescas.

- PLG: 6,4/58,3/9.

Variantes

- Sustituir la nata y la mantequilla por 80 g de mascarpone y 25 g de mantequilla. PLG: 8,4/60,5/11,8.
- Añadir 50 g de parmesano rallado y un poco de zumo de limón. PLG: 22,4/75,7/9.
- Se puede sustituir el apionabo por raíz de perejil, colirrábano o chirivía. El contenido PLG debe ser calculado según los ingredientes elegidos.

Puré de coliflor: El puré de coliflor es otra alternativa al puré de patatas. Cocer con muy poca agua 300 g de coliflor rallada. Al final de la cocción, no debe quedar prácticamente nada de agua en el cazo; tirar el agua sobrante e, incluso, estrujar la coliflor para eliminar todo el excedente. Reducir a puré con una batidora de brazo, salpimentar y mezclar con 30 g de mantequilla y 30 g de mascarpone.

- PLG: 7,7/40/8,4.

Apio salteado: Cortar 500 g de apionabo en rodajas de aproximadamente ½ cm de ancho, hacerlas al vapor hasta que estén tiernas y cortarlas en cubos. Saltearlas en 25 ml de aceite de coco y salpimentar.

- PLG: 7,5/26,4/7,8.

Variantes

- Empezar dorando en grasa 20 g de cebolla cortada finamente, añadir 150 g de beicon y dejar que todo se sofría. Añadir los dados de apionabo, condimentar y dejar cocer hasta que el apionabo esté dorado. PLG: 33,2/38,4/10.

- Podemos sustituir el apionabo por rábano negro o colirrábano. El contenido PLG debe ser calculado según los ingredientes elegidos.

ARROZ DE COLIFLOR: Rallar (no demasiado finamente) 300 g de coliflor cruda limpia. Si fuese necesario, desmigarla para obtener una especie de granos que recuerden al arroz. Calentar 20 g de mantequilla en una sartén, añadir la coliflor y dejar que se dore a fuego medio de 5 a 8 minutos, removiendo de vez en cuando; la coliflor debe estar bien cocinada. Aromatizar, si se quiere, con cúrcuma.

- PLG: 6,8/17/7,1.

VARIANTE

- Majar 1 diente grande de ajo (10 g) y rehogarlo con la coliflor. PLG: 7,4/17,5/9,9.

LAS 10 RECETAS MÁS APRECIADAS DEL ESTUDIO KOLIBRI

En Alemania circuló entre los médicos y biólogos de las clínicas universitarias de Wurzburgo y Mannheim el que hasta finales de 2016 se denominó estudio Kolibri. El nombre corresponde al acrónimo de la expresión alemana *KOhlenhydrat-LImitierte BRustkrebs-INtervention* (se puede interpretar como «Actuación contra el cáncer de mama a base de la limitación de carbohidratos»). Se realizó en la clínica-balneario de Bad Kissingen y fue patrocinado con medios proporcionados por el seguro de pensiones alemán. Se investigaron tres formas distintas de alimentación: la cetogénica, la LOGI de Nicolai Worm y la DGE (*Deutsche Gesellschaft für Ernährung*: «Asociación Alemana de Nutrición»), para aplicar a mujeres afectadas de cáncer de mama y comprobar sus efectos en su calidad de vida, estructura corporal y capacidad de rendimiento. Las participantes en el estudio recibieron enseñanzas de cocina como ayuda para su adaptación.

Las recetas que aparecen a continuación son las que, hasta ahora, han resultado más apreciadas y eficaces para el grupo que siguió la dieta cetogénica. Fueron cedidas de manera exclusiva para la nueva edición de este libro por la señora Susanne Reidelbach, que actuó como consejera para la dieta y nutrición de las pacientes.

El contenido nutricional de las recetas ha sido calculado de acuerdo con el software PRODI que se apoya en la BLS (*Bundeslebensmittelschlüssel*: Base de Datos Nutritiva Alemana) del instituto estatal Max-Rubner así como de las tablas nutricionales SFK (*Souci-Fachmann-Kraut*). Los datos porcentuales además de los de participación de glúcidos, proteínas y lípidos se refieren a la participación porcentual de la correspondiente sustancia nutritiva en la cantidad global de calorías.

Crema de brócoli con salmón

PARA DOS PERSONAS

- 200 g de brócoli
- 20 g de cebolla
- 50 g de salmón ahumado
- 20 g de mantequilla clarificada o aceite
- 500 g de agua
- 5 g de caldo instantáneo
- 1 yema de huevo
- 50 g de crema (30% de grasa)
- Sal y pimienta

Por receta:

G	4 g	5%
L	26 g	78%
P	12,2 g	17%
Kcal	294	
Total PLG	12,2; 26;4	

1. Lavar el brócoli y trocearlo en ramilletes. Cortar los tallos muy pequeños. Pelar y preparar la cebolla en dados pequeños. Hacer tiras con el salmón.
2. Calentar la grasa en una sartén, rehogar la cebolla hasta que adquiera un aspecto vítreo, añadir el brócoli y saltear brevemente. Regar con el agua y el caldo y dejar cocer durante 10-15 minutos.
3. Retirar la sartén del fuego, reservar algunos ramilletes de brócoli y hacer un puré con los restantes. Batir la yema de huevo con la crema y remover (no dejar cocer más tiempo para evitar que se cuaje el huevo). Salpimentar y servir esta crema en un cuenco o plato hondo adornando con las tiras de salmón y el brócoli.

VARIANTE: En lugar de brócoli se pueden usar otras clases de verdura pobre en glúcidos, por ejemplo, coliflor o coles de Bruselas.

Curry de coliflor

Para dos personas

- 500 g de coliflor
- 50 g de cebolla
- 2 dientes de ajo
- Jengibre
- 2 cucharadas de aceite
- Curry, cúrcuma, comino molido
- Sal y pimienta
- 100 g de nata (30% de grasa)
- 60 g de *crème fraîche*
- Edulcorante
- 20 g de avellanas picadas

Por receta:

G	21,3 g	9%
L	87,8 g	83%
P	19,2 g	8%
Kcal	947	
Total PLG	19,2; 87,8; 21,3	

1. Trocear la coliflor en ramilletes, lavar y cortar en rodajas la parte gruesa del tronco.
2. Pelar la cebolla y los ajos, picar todo muy fino y rehogarlo junto con el jengibre cortado en láminas. Añadir la coliflor y espolvorear las especias. Batir la nata y la crema, revolverlas con la coliflor y dejar cocer a fuego lento unos 10 minutos hasta que quede crujiente. Sazonar al gusto con especias y edulcorante y servir adornando con las avellanas.

Gratinado de hinojo

Para dos personas

- 600 g de hinojo (bulbos)
- 1 cucharada de zumo de limón
- 20 g de mantequilla
- Sal y pimienta
- 100 ml de crema (30% de grasa)
- 65 g de emmental rallado (graso)
- Caldo instantáneo de verdura
- 20 g de avellanas picadas

Por receta:

G	24,5 g	11%
L	75,8 g	74%
P	34 g	15%
Kcal	915	
Total PLG	34,75; 8; 24,5	

1. Lavar el hinojo y eliminar los tallos. Cocer a fuego lento unos 10 minutos en agua salada con zumo de limón. Picar muy fina la parte verde del hinojo y reservar. Dejar escurrir el resto del hinojo.
2. Batir la crema y mezclarla con el queso. Poner la mitad de la masa en un molde engrasado y añadir los trozos de hinojo, mezclar 2 cucharadas del agua de cocción del hinojo con el caldo de verdura y echar el resto de la masa sobre el hinojo. Adornar con las avellanas picadas y gratinar durante 10 minutos en el horno (con circulación de aire) precalentado a 180 °C.

Pepinos con jengibre

GUARNICIÓN PARA DOS PERSONAS

- 400 g de pepinos para ensalada
- 40 g de cebolletas
- 30 g de jengibre
- 1 cucharada de aceite
- 100 ml de nata (30% de grasa)
- 25 g de *crème fraîche*
- Sal y pimienta
- 1 cucharadita de zumo de limón
- Perejil, eneldo, cebollino

Por receta:

G	**14,3 g**	**10%**
L	**52,9 g**	**85%**
P	**6,4 g**	**5%**
Kcal	**554**	
Total PLG	**6,4; 52,9; 14,3**	

1. Pelar los pepinos, cortarlos en sentido longitudinal y eliminar las pepitas. Cortar la mitad en tiras gruesas y luego hacer dados con ellas. Limpiar las cebolletas, separar la parte blanca y cortar en anillos la parte verde. Pelar y rallar muy fino el jengibre.
2. Dorar en aceite caliente, durante 2 minutos, la parte blanca de las cebolletas junto con el jengibre, añadir las tiras de pepino y, sin dejar de remover, asar unos 15 minutos a fuego medio. Batir conjuntamente la nata y la crema y agregar, al gusto, sal, pimienta y zumo de limón. Adornar con hierbas aromáticas picadas y servir.

Pannacotta de arándanos

PARA CUATRO PERSONAS

- 2-4 hojas de gelatina
- 130 g de arándanos
- Edulcorante (si es necesario)
- 1 cucharadita de zumo de limón
- 300 ml de nata (30% de grasa)
- 1 vaina de vainilla (la médula)
- Melisa

Por receta:

G	**30,9 g**	**13%**
L	**90,4 g**	**83%**
P	**10,1 g**	**4%**
Kcal	**968**	
Total PLG	**10,1; 90,4; 30,9**	

1. Poner a remojo la gelatina en agua fría. Cocer durante 1 minuto los arándanos, preparar después un puré con ellos usando la batidora de brazo y, en caso necesario, pasarlo por un colador fino, sazonar con el edulcorante. Cocer la crema, retirarla del fuego y añadir la vainilla.
2. Escurrir la gelatina y batirla en la crema templada (no caliente). Agregar después los arándanos y revolver. Para terminar, repartir la masa en vasos, tazas o cuencos y dejarla durante varias horas en la nevera.
3. Antes de servir, adornar cada cuenco con la melisa.

Ensalada multicolor de arenque

Para dos personas

- 50 g de cebolla
- 100 g de pepinillos en vinagre
- 200 g de tomates de ensalada
- 300 g de pepino
- 50 g de manzana
- 250 g de filetes de arenque
- 25 g de mayonesa (80% de grasa)
- 2 cucharadas de aceite
- 2 cucharadas colmadas de vinagre de manzana
- Sal y pimienta
- 1 ramillete de eneldo
- Edulcorante

Por receta:

G	22,3 g	10%
L	82,5 g	77%
P	31,4 g	13%
Kcal	963	
Total PLG	31,4; 82,5; 22,3	

1. Pelar la cebolla y cortarla en daditos, lavar el tomate y el pepino y hacer dados. Lavar y cortar en cuartos la manzana, retirar las pepitas y hacerla dados. Cortar el arenque en pedazos que se puedan meter en la boca. Echar todos los ingredientes en un cuenco y mezclar bien.
2. Revolver la mayonesa con aceite, vinagre, sal, pimienta y algo de edulcorante hasta formar un aliño suave. Verterlo sobre la ensalada de arenque. Separar las ramitas de eneldo, picarlas y mezclar con los arenques. Dejar reposar el plato unos 10 minutos y servir.

Queso al estilo de Franconia (elaborado en caliente)

Para untar o como salsa

- 50 g de queso Harzer
- 50 g de queso crema doble fresco
- 50 g de mantequilla
- 50 g de nata (30% de grasa)
- 50 g de *quark* (40% de grasa)
- 1 pizca de natrón
- 1 pizca de sal
- Cominos

Por receta:

G	4 g	2%
L	64 g	88%
P	16,1 g	10%
Kcal	647	
Total PLG	25,1; 77,8; 4,8	

1. Cortar el queso Harzer en palitos y, junto con el queso fresco y la mantequilla, derretir todo a fuego medio en una sartén. Mezclar la crema y el *quark*, dejarlos cocer brevemente. Añadir el natrón, la sal y los cominos y remover constantemente hasta que se enfríe.

Obatzda cetogénica

PARA UNTAR

- 25 g de mantequilla
- 70 g de queso brie curado (70% de grasa en extracto fresco)
- 25 g de cebolla
- 1 diente de ajo
- 40 g de nata (30% de grasa)
- 25 g de queso crema doble fresco
- Sal, pimienta, pimentón dulce

1. Batir la mantequilla hasta que quede espumosa, aplastar el brie con un tenedor. Pelar y picar tanto la cebolla como el ajo. Mezclar todos los ingredientes y sazonar con la sal, la pimienta y el pimentón.

Por receta:

G	4 g	2%
L	64 g	88%
P	16,1 g	10%
Kcal	647	
Total PLG	16,1; 64; 4	

Muffins de calabacín

UNOS 12 *MUFFINS*

- 50 g de cebolla
- 300 g de calabacín
- 10 g de aceitunas negras, sin hueso
- 70 g de queso feta (graso)
- 3 huevos
- 20 g de mantequilla
- 150 g de *quark* (40% de grasa)
- 50 g de almendra molida
- 50 g de salvado de avena
- 1 cucharadita de levadura en polvo
- Sal y pimienta
- Albahaca

1. Precalentar el horno (con ventilador) a 160 °C. Pelar la cebolla y rallarla muy fina. Lavar y rallar también el calabacín, escurrir bien.
2. Cortar las aceitunas en tiras muy finas. Hacer mezcla con la cebolla, el calabacín y las aceitunas y sazonarla con sal, pimienta y albahaca. Cortar el feta en daditos. Separar la clara de la yema de los huevos.
3. Mezclar las yemas de huevo con la mantequilla, el *quark*, la almendra, el salvado y la levadura hasta formar una masa lisa. Incorporar ahora el feta a la mezcla del calabacín.
4. Batir las claras de huevo y añadirlas a la masa. Llenar con esa masa unos moldes para *muffins* y colocar en una plancha del horno. Hornear unos 25 minutos hasta que la masa haya adquirido un tono levemente tostado.

Por receta:

G	44,7 g	13%
L	99,5 g	65%
P	72 g	22%
Kcal	1.361	
Total PLG	72; 99,5; 44,7	

Bizcocho de mascarpone

- 1 kg de mascarpone
- 6 huevos
- 1 cucharada de zumo de limón
- 2 cucharaditas de extracto de vainilla
- 2 cucharadas de aceite
- Edulcorante

Por receta:

G	44,6 g	4%
L	429,3 g	87%
P	96,5 g	9%
Kcal	4.426	
Total PLG	96,5; 429,3; 44,6	

1. Precalentar el horno (con ventilador) a 160 °C. Dejar todos los ingredientes a temperatura ambiente antes de batirlos con una batidora de brazo o de varillas.
2. Llenar con esa masa un molde engrasado y agregar, si se estima necesario, un poco de canela. Cocer unos 25 minutos hasta que la masa quede compacta. Apagar el horno y dejarlo durante 1 hora con la puerta abierta para que se vaya enfriando poco a poco. Después meter el bizcocho en la nevera. Si se queda allí durante toda la noche, su sabor será aún mejor.

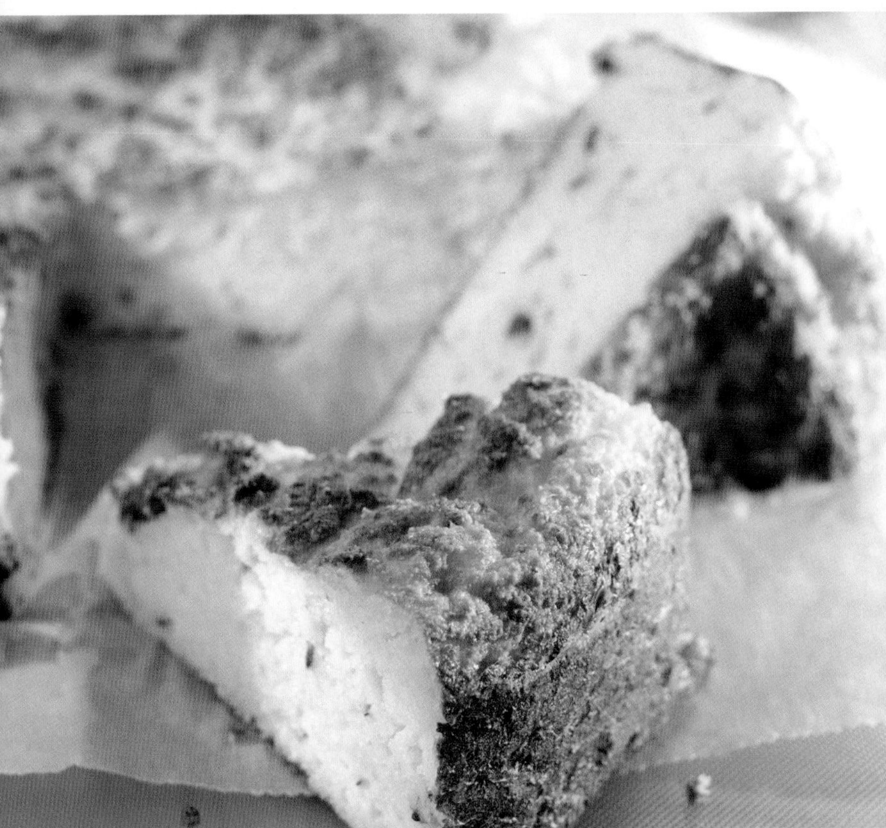

PARTE VI

Anexo

ANEXO

Ejemplo de un plan de menú

El siguiente plan de menús semanal ha sido elaborado para cuatro comidas al día: desayuno, almuerzo, merienda (en forma de piscolabis) y cena.

Se propone, para cada comida, dos variantes; tres en el caso de la cena del lunes (en azul en el plan de menús). Si no tomas merienda, esta variante dulce puede ser un excelente postre, para el desayuno o la cena.

Lunes

Desayuno

- Tortilla de queso de oveja, aguacate y emmental joven
- (Alternativa) Queso blanco entero con aceite de coco, bayas picadas, nueces y nueces de Brasil.

Almuerzo

- Crema de espinacas y gorgonzola, lonchas de salmón ahumado.

- (Alternativa) Rodajas de apionabo salteadas con aceite de coco, brócoli con almendras laminadas y filete de cordero.

Merienda

- Frutos secos tostados y salados.
- (Alternativa) *Muffin* de chocolate cetogénico hecho en casa.

Cena

- Plato frío a base de queso curado, salami, pescado graso (por ejemplo, los restos del salmón del almuerzo), gran plato de ensalada con tiras de pepino y zanahoria, dados de pimiento y aguacate y nueces picadas, todo aliñado con un poco de vinagre y mucho aceite de oliva.
- (Alternativa) Pan cetogénico hecho en casa acompañado de *clotted cream* y puré de papaya.

Martes

Desayuno

- Pan crujiente y tofu ahumado.
- (Alternativa) *Crepe* de frutas y crema de vainilla.

Almuerzo

- Huevos revueltos con queso y ensalada.
- (Alternativa) Espinacas con almendras laminadas y huevo frito.

Merienda

- Rollitos de arenque marinado.
- (ALTERNATIVA) Crema de cacao con especias Crema de cacao con especias suaves.

Cena

- Pescado ahumado condimentado con rábano picante.
- (ALTERNATIVA) Sopa de coco con verduras, pollo o tofu.

MIÉRCOLES

Desayuno

- Huevos fritos con tocino.
- (Alternativa) Yogur de soja con aceite de coco, frutas. y semillas de lino molidas.

Almuerzo

- Filete de carne, «patatas fritas» de tofu con ensalada.
- (ALTERNATIVA) Sartenada de verduras con salsa de nata.

Merienda

- Habas de soja tostadas.
- (ALTERNATIVA) 1-2 trozos de chocolate (muy) negro.

Cena

- Rollitos de jamón, espárragos y mayonesa, pinzimonio (hortalizas frescas cortadas en bastoncitos para mojar en una vinagreta).
- (ALTERNATIVA) *Mousse* a base de almendras con nata y frambuesas.

Jueves

Desayuno

- Pan proteico con mantequilla, jamón y queso.
- (Alternativa) Batido de coco y limón.

Almuerzo

- Verduras salteadas gratinadas con queso de montaña.
- (Alternativa) Verduras a la sartén.

Merienda

- Comer con una cuchara el contenido de ½ salchicha *teewurst*, con acompañamiento de ½ colirrábano.
- (Alternativa) Nueces de Brasil.

Cena

- *Pizza* de coliflor.
- (Alternativa) Gratinado de bayas.

Viernes

Desayuno

- Crepes con puré de aguacate.
- (Alternativa) Suflé de queso con ensalada verde y semillas de soja tostadas.

Almuerzo

- Filete de salmón con espinacas y puré de apio.
- (Alternativa) Leche de coco.

Merienda

- Nueces de macadamia.
- (Alternativa) 1-2 trozos de chocolate (muy) negro.

Cena

- Cóctel de gambas con ensalada verde
- (Alternativa) Pan proteico con mantequilla, crema de mascarpone y fresas

Sábado

Desayuno

- Huevos duros con mayonesa o salsa tártara.
- (Alternativa) Yogur cremoso (10% de M.G.) con vainilla, habas de soja tostadas y almendras laminadas.

Almuerzo

- Sopa de tomate con dados de carne y *crème fraîche*.
- (Alternativa) Setas rehogadas con mantequilla, huevos revueltos con ensalada Waldorf.

Merienda

- Mini salchichón.
- (Alternativa) Batido cremoso con frutas.

Cena

- Pan proteico, *quark* de pepino y crema, salchicha ahumada con chucrut.
- (Alternativa) Guacamole y pan crujiente.

Domingo

Desayuno

- Pan proteico con mantequilla, rabanitos, queso y aguacate.
- (Alternativa) Crepes con frutas.

Almuerzo

- Brochetas de carne con ensalada.
- (Alternativa) Trucha con almendra laminada, arroz de coliflor y ensalada de pepino con nata.

Merienda

- Sardinas con alcaparras.
- (Alternativa) Tarta de cerezas Selva Negra cetogénica.

Cena

- Albóndigas de carne picada con apio.
- (Alternativa) Gratinado de nueces.

Tentempiés fáciles de llevar

ANIMAL	VEGETAL
Huevos duros	Aguacate
Camembert	Oleaginosos (semillas y frutos secos)
Queso de montaña (proveniente de ganado alimentado con pasto)	Habas de soja tostadas
Mini salchichón	Chocolate negro
Pemmican (masa de carne seca pulverizada con bayas desecadas y grasas)	*Pemmican* de frutos secos (con grasa de coco)
Salchichas asadas, pasta de carne en forma de paté (sin panecillos)	Pasta de coco/leche de coco
Sardinas en aceite	Yogur de soja sin azúcar
Albóndigas de carne/kebab + ensalada (sin pan)	Tofu (ahumado o no) en ensalada

¿Cómo calcular los glúcidos?

Para calcular los glúcidos absorbidos en cada comida solo se deben tener en cuenta los «carbohidratos aprovechables».

Son aprovechables todos los carbohidratos que son directamente metabolizados por el organismo o transformados en glucosa antes de asimilarlos.

Se componen de:

Monosacáridos

- Glucosa: bombones de glucosa, uvas de vino.
- Fructosa: frutas, miel, golosinas, bebidas azucaradas.
- Galactosa: leche.

Disacáridos

- Sacarosa: azúcar de caña o de remolacha.
- Lactosa: productos lácteos.
- Maltosa: cerveza.

Polisacáridos

- Almidón (fécula): cereales, maíz, arroz, tubérculos, patatas, guisantes, alubias blancas, toda la repostería y bollería industrial.
- Glucógeno: hígado, carne procedente de los músculos del animal.

Para saber cuántos glúcidos tomas a diario deberás contabilizar el conjunto

- Por ejemplo, un plato con 100 g de *quark* de nata fresca contiene 3,5 g de lactosa. Si en tu plan de comidas está previsto que este plato te aporte 5 g de glúcidos, puedes, por lo tanto, añadir fruta que aporte un total de 1,5 g de glúcidos (las frutas contienen fructosa, glucosa y otros glúcidos), como por ejemplo 15 g de frambuesas.

Los «carbohidratos no aprovechables» son conocidos también como fibra.

- La fibra no debe contabilizarse como glúcidos, ya que en lugar de transformarse en glucosa en el organismo, las bacterias intestinales la convierten, parcialmente, en ácidos grasos. El resto no se transforma por completo: circula como «lastre» por el intestino. Esta es la razón por la que la fibra no forma parte de los glúcidos asimilables y no se contabiliza dentro de la dieta cetogénica.

Los edulcorantes naturales

- La miel contiene entre 77 y 84 g de glúcidos por cada 100 g y se compone, principalmente, de glucosa y de fructosa.
- El sirope de agave contiene entre un 75 y un 80% de glúcidos compuestos por una mezcla de glucosa y fructosa con una proporción de una parte por cada siete o nueve, aproximadamente.
- El sirope de arce contiene aproximadamente 65 g de glúcidos par cada 100 g, compuestos principalmente de sacarosa y, también, fructosa y glucosa.

Los edulcorantes artificiales

- Los polioles, cada vez más frecuentes en los alimentos, golosinas, chicles y bebidas sin azúcar, son un grupo aparte dentro los edulcorantes artificiales. No son glúcidos en el sentido estricto de la palabra, pero pueden, sin embargo, producir cierto impacto en la glucemia y en el metabolismo de los azúcares. Generalmente sno están libres de calorías.

Los principales polioles son:

- Manitol, isomaltol, lactitol, sorbitol, xilitol, eritritol y arabitol.

La repostería pobre en glúcidos suele contener, sobre todo, xilitol y eritritol. Su dulzor es similar al del azúcar y se usan en las mismas cantidades. Al contrario que el xilitol y otros polioles, el eritritol no se metaboliza, sino que es completamente eliminado por la orina.

> **Cuidado**
>
> ¡Los polioles provocan grandes flujos de agua en el intestino, por lo que pueden provocar diarreas cuando se consumen en grandes cantidades! Cada uno tiene, por supuesto, su nivel individual de tolerancia, pero es importante tomar precauciones sobre todo si se tiene problemas en la mucosa intestinal.

Gluten

El gluten puede constituir, sobre todo para los vegetarianos y veganos, un importante abastecedor de proteínas. Está claro, sin embargo, que los celíacos deben evitarlo.

Incluso puede resultar algo muy problemático para aquellas personas que no son auténticamente incompatibles con él. No existen sólidos fundamentos científicos sobre este tema, pero quien tenga la impresión de que no soporta el gluten o sufre indigestiones a causa de ello, debe evitarlo por motivos de seguridad.

Contraindicaciones de la dieta cetogénica: ¿Para quiénes NO está recomendada la dieta cetogénica?

¿Para quiénes no está recomendada la dieta cetogénica? Existen algunos casos –es raro– de problemas congénitos del metabolismo incompatibles con la dieta cetogénica. Se trata de enfermedades en las que:

- El hígado no es capaz de producir cetonas (problemas de cetogénesis), como, por ejemplo, la deficiencia de acil-CoA deshidrogenasa de cadena media (MCAD)
- Las células del organismo no son capaces de quemar las cetonas (problemas de cetólisis), por ejemplo en caso de déficit de HMG-CoA sintasa o HMG-CoA liasa.
- La combustión de los ácidos grasos se ve perturbada (problemas de oxidación de los ácidos grasos), por ejemplo en caso de mal funcionamiento en el sistema de transporte de la carnitina o de déficit de acil-coa-deshidrogenasa.
- El hígado no es capaz de sintetizar la glucosa (déficit de la glicogénesis), por ejemplo en caso de déficit en piruvato carboxilasa.
- Existe un problema en la producción de insulina por parte del páncreas, por ejemplo en caso de hiperplasia de las células de los islotes de Langerhans o de insulinoma.

Los síntomas generales son complicaciones graves, incluso mortales, que aparecen durante un ayuno involuntario (gastroenteritis) y son debidas a una grave hipoglucemia y a una acidosis espontánea potencialmente mortal (observadas, a menudo, desde temprana edad).

Si tienes alguna duda sobre si puedes verte afectado por alguna de estas contraindicaciones, consulta con un médico antes de empezar la dieta cetogénica.

El efecto diurético de esta manera de alimentarse puede ser peligroso para los riñones delicados. Si sufres insuficiencia renal, no empieces la dieta cetogénica sin antes haber hablado con el médico y sométete a análisis de orina cada cierto tiempo.

Salvo estos casos especiales, no se le conoce ninguna contraindicación a la alimentación cetogénica. Solo las personas que padecen diabetes avanzada no diagnosticada o que no siguen el tratamiento de una diabetes diagnosticada corren algún peligro, porque si la insulina que necesitan no se les suministra a través de medicamentos, se arriesgan a desarrollar una acidocetosis (coma diabético).

No consigues tener niveles altos de cetonas... ¿Por qué?

A menudo ocurre que, aun siguiendo disciplinadamente las normas de la dieta cetogénica, los pacientes no consiguen entrar en estado de cetosis.

Si este es tu caso, te proponemos hacerte las siguientes preguntas:

1. ¿Funcionan mis tiras reactivas para la medida de la cetosis?

Las tiras dejan de funcionar correctamente cuando caducan. Busca en el envoltorio la fecha de caducidad para ver si aún sirven. Si están caducadas, cámbialas.

2. ¿De verdad como suficientes materias grasas?

Muchas personas creen que basta tan solo con eliminar los glúcidos de su alimentación para seguir la dieta cetogénica. Generalmente, no toman suficientes materias grasas, y sí demasiados alimentos proteicos pobres en materias grasas –jamón york, quesos bajos en grasas, pechuga de pollo sin piel, etc.– junto a grandes cantidades de verduras de hoja.

Una alimentación así es problemática para los enfermos de cáncer por dos motivos: por un lado, no les permite mantener el peso ideal y, por otro, les impide entrar en cetosis.

Es importante comprender que llevar una dieta cetogénica no es solo comer pocos glúcidos. Supone también –¡y sobre todo!– ingerir una gran cantidad de materias grasas. ¡Entre un 80 y un 90% de las calorías deben provenir de las grasas!

Si no consigues pasar al estado de cetosis, empieza por tomar más materias grasas, especialmente las «cetogénicas»: aceites ricos en TCM, aguacate, mantequilla, etc. Dos o tres días de dieta cetogénica «extrema» son una buena solución para devolver al metabolismo al buen camino. Para ello, y durante algunos días, solo come alimentos grasos: aguacate aliñado con aceite de oliva, nueces de macadamia, trozos de coco, mantequilla, mascarpone, mayonesa, nata, sardinas en aceite, anguila, *teewurst*, tocino salado o ahumado, ventresca asada, etc. Una dieta así desencadenará rápidamente una cetosis que, seguro, detectarás en las tiras reactivas.

3. ¿He realizado ejercicio físico antes de hacer la prueba con la tira reactiva?

Después del deporte, las cetonas son «consumidas» para proporcionar energía al organismo. Por lo tanto, no pueden detectarse en la orina. Por eso hay que esperar, aproximadamente, una hora después de haber realizado alguna actividad física para medir la cantidad de cetonas en la orina. Sin embargo, los cuerpos cetónicos pueden detectarse en cualquier momento, con independencia del esfuerzo físico llevado a cabo, con un análisis de sangre.

¿Cómo elegir los alimentos?

Verde	Alimentos preferibles; elegir principalmente las variantes más ricas en materias grasas
Amarillo	Alimentos que se deben consumir con moderación
Naranja	Alimentos que se deben consumir en pequeñas cantidades
Rojo	Alimentos que se deben eliminar

Alimentos que apenas contienen glúcidos

Carne	Todas las carnes, mejor biológicas o procedentes de animales de pasto, por ejemplo: cordero, buey/vaca, cerdo, ternera
Caza	Toda la caza, por ejemplo: ciervo, corzo, gamo, conejo, liebre, jabalí
Aves	Todas las aves, por ejemplo: avestruz, pato, pavo, faisán, oca, pollo
Embutidos	Todos los embutidos elaborados sin azúcar/glúcidos añadidos (pedir información al fabricante/vendedor o leer la información nutricional del envase), por ejemplo: jamón (york y serrano), salami
Pescado	Todo tipo de pescado, mejor si es de pesca sostenible, por ejemplo: anguila, bacalao fresco, carpa, fletán, abadejo (fresco o ahumado), arenque, carbonero, caballa, tiburón, lucio, sardina, salmón, escorpina, lenguado, atún, trucha
Crustáceos	Todos los crustáceos, por ejemplo: cangrejo, gambas, bogavante
Moluscos	Todos los moluscos, por ejemplo: mariscos de concha, caracoles, sepia, pulpo, calamar
Huevos	Todos los huevos, por ejemplo: de gallina, de codorniz

Quesos	Todos los quesos elaborados con leche de vaca, de oveja o cabra, salvo los que están en rojo en la tabla «Leche, lácteos y productos a base de soja», por ejemplo: quesos curados o semicurados (manchego, emmental, parmesano, etc.), quesos blandos (brie, camembert, etc.), quesos azules (roquefort, gorgonzola, etc.), *mozzarella*, feta, edam, gouda, etc.
Grasas vegetales y animales	Mantequilla, mantequilla clarificada (*ghee*), aceite de coco virgen, aceite de oliva, tocino, manteca, grasa de pato, grasa de oca y, para usar crudos, aceites vegetales vírgenes ricos en omega-3: colza, nuez, cáñamo, lino, etc.

Las cantidades máximas de glúcidos se deben repartir entre todas las comidas del día. Esto suele significar que solo hay tomar en cada comida de 5 a 10 g de hidratos de carbono.

Alimentos que contienen glúcidos

Verduras

Glúcidos por cada 100 g	Alimento	Cantidad máxima recomendada por ración
< 3 g	Alcachofa, espárragos, berenjenas, brotes de bambú, acelgas, brócoli, pencas de apio, apionabo, chucrut, col china, coliflor, col rizada, pepino, calabacín, espinacas, hinojo, pimientos, verdolaga, rábanos, rábano negro, ruibarbo, *salsifí*, tomate	150 g
3,1-5 g	Zanahorias, colinabo, coles de Bruselas, lombarda, col verde, calabaza, judías verdes, nabo, puerro	100 g
5,1-7 g	Raíz de perejil	50 g

Glúcidos por cada 100 g	Alimento	Cantidad máxima recomendada por ración
7,1-10 g	Remolacha roja	40 g
10,1-13 g	Chirivía	30 g
>13 g	Maíz dulce, boniato, patata	Eliminar

Lechugas, setas, hierbas aromáticas, germinados/semillas, legumbres

Glúcidos por cada 100 g	Alimento	Cantidad máxima recomendada por ración
<2 g	Setas (salvo la *shiitake* y la trufa), achicoria, cebollino, habas de soja (cocidas o tostadas), lechuga, canónigos, aceitunas (verdes o negras), acedera	250 g
2,1-4 g	Berros, diente de león, rúcula	100 g
4,1-7 g	Cebollas, brotes de soja	50 g
7,1-10 g	Perejil, trufa	40 g
10,1-13 g	Jengibre, rábano picante, *shiitake*	30 g
> 13 g	Alubias, lentejas, guisantes, garbanzos	Eliminar

Cereales

Glúcidos por cada 100 g	Alimento	Cantidad máxima recomendada por ración
> 50 g	Amaranto, avena (copos), trigo, espelta, maíz (granos o palomitas), mijo, cebada, sarraceno, quinoa, arroz, centeno	Eliminar totalmente

Oleaginosos

Glúcidos por cada 100 g	Alimento	Cantidad máxima recomendada por ración
< 5 g	Almendras, semillas de cáñamo, semillas de lino, semillas de amapola, coco, nueces de Brasil, nuez de macadamia, nueces pecanas	100 g
5,1-10 g	Cacahuetes	50 g
10,1-13 g	Semillas de sésamo, semillas de girasol, avellanas, nueces	30 g
> 13 g	Semillas de calabaza, castañas, anacardos, piñones, pistachos	Eliminar

Frutas

Glúcidos por cada 100 g	Alimento	Cantidad máxima recomendada por ración
< 1 g	Aguacate	A voluntad
1,1-7 g	Acerola, arándano salvaje, casis, fresa, frambuesa, guayaba, grosella (roja y blanca), mora, papaya, bayas de saúco	50 g
7,1-10 g	Higo, maracuyá, kiwi, mora de morera, pomelo, sandía, melocotón	40 g
10,1-13 g	Piña, manzana, pera, melón, guindas, mandarina, mango, níspero, nectarina, ciruela	30 g
> 13 g	Plátano, cereza, dátil, bellotas, granada, palosanto, litchi, ciruelas, arándano cultivado, uvas, todas las frutas secas, todos los batidos de frutas, etc.	Eliminar

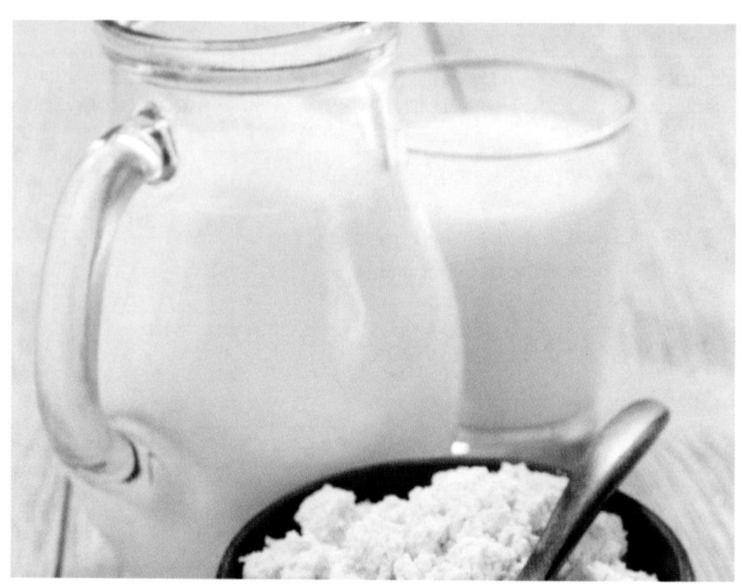

Leche, lácteos y productos a base de soja

Glúcidos por cada 100 g	Alimento	Cantidad máxima recomendada por ración
< 5 g	Suero de leche de vaca, nata fresca (40 g), nata fresca ligera, nata líquida (30 g), queso blanco (0-40% de M.G.), queso para fundir, queso fresco, kéfir, leche de oveja, leche de cabra, leche de soja, leche de vaca (3,5% de M.G.), leche fermentada, mascarpone, *mozzarella*, sueros, tofu, yogur natural (3,5%)	100 g
5,1-7 g	Quesos con costra para fundir (queso industrial en porciones), leche de yegua	50 g
> 13 g	Todos los lácteos que contienen fruta, todos los lácteos tipo «sabor a chocolate», «sabor a vainilla», etc.	Eliminar

¿Cómo elegir los aceites?

Composición de los aceites en ácidos grasos (AG)

Aceites	AGS	AGMI	AGPI	Ω6	Ω3	Vit E	Ω3/Ω6
Argán	8	74	18	17,6	0,2	-	88:1
Almendra	18	37	45	44	1	22	44:1
Cacahuete	18	47	35	36,8	0,3		122:1
Borraja				45%	22%	?	2:1
Cártamo	9	13	78	75,1	0,5	35	150:1
Cáñamo	10	15	75	58	20	12	2,9:1
Coco	90,5	7	2,5	1,4	-	1	-
Colza	13	56	31	22,3	9,2		2,4:1
Germen de trigo	16	22	62	55,7	7,8	215	7:2
Germen de maíz	14,5	32,5	53	55,3	0,9	30	61,4:1
Girasol	12	24	64	63,0	0,5	55	126:1
Semillas de calabaza	19,2	28	52,8	49,4	0,5	~50	99:1
Lino	9	18	73	13,9	54,2	5,8	1:4
Avellana	8	74	16	13	0.0	26	-
Nuez	8	20	72	55,1	12,9	3	4,3:1
Oliva	15,5	74	10,5	8,3	0,9	12	9,2:1
Onagra		-		~72%	~4%	?	
Palma	51,5	38	10,5	10,1	0,5	-	20:1
Pepitas de uva	10,5	19	70,5	65,9	0,5	30	132:1
Pescado	32	22	46		~35%	4	
Sésamo	13,5	42	44,5	42,7	0,0	4	-
Soja	15	21	64	53,1	7,7	15	6,9:1

AGS = ácidos grasos saturados (%).* AGMI =ácidos grasos monoinsaturados (%).*
AGPI = ácidos grasos poliinsaturado (%)*. Ω6 = ácido lineico omega-6 (%).*
Ω3 = ácido alfa-linolénico Ω3 (%).* Vit E = vitamina E (mg/100 g).*
Ω6/Ω3 = contenido en omega-6/omega-3.
*Cifras en porcentajes del peso.

- Lo ideal sería que el contenido de ácidos grasos omega-6/omega-3 no fuese superior a 5:1 (10:1 sería un contenido más elevado y, por lo tanto, desaconsejado, mientras que 4:1 sería un contenido inferior y, por consiguiente, beneficioso). Pero no hay que suprimir totalmente los omega-6 de la alimentación porque ¡también son importantes! Basta con que la cantidad consumida no sea demasiado elevada comparada con la de omega-3.
- Puedes mezclar distintos aceites pero solo cuando los vayas a consumir. De hecho, si una mezcla de aceites no se guarda, de inmediato, al fresco y al abrigo de la luz, los valiosos ácidos grasos insaturados pueden llegar a ponerse rancios. Por lo tanto, no es buena idea mezclar los aceites por adelantado. Estas precauciones para la conservación valen también para los aceites puros. El sabor a rancio de los aceites no solo altera su sabor, sino que también reduce los beneficios para la salud.
- Siempre que sea posible, te recomendamos comprar los aceites en pequeñas cantidades y conservarlos en la nevera, en botellas oscuras, cerradas herméticamente. O bien, compra una gran botella o garrafa y reparte el aceite en varias botellitas pequeñas y mételas en el congelador sin demora.
- No es aconsejable comprar aceite en botellas de vidrio transparente almacenadas bajo una fuente de luz.
- Para evitar que los aceites se pongan rancios, puedes añadirles un poco de vitamina E, de venta en farmacias: 800 mg por cada 100 ml de aceite.

- El aceite de coco es la excepción. Es muy estable y puede conservarse a temperatura ambiente en un tarro de vidrio, sin necesidad de añadir vitamina E.
- Un dato sobre el aceite de almendras: presenta un contenido omega-6/omega-3 poco favorable, pero teniendo en cuenta que contiene solo una pequeña cantidad de estos ácidos grasos insaturados, lo hemos puesto en la categoría «amarilla».

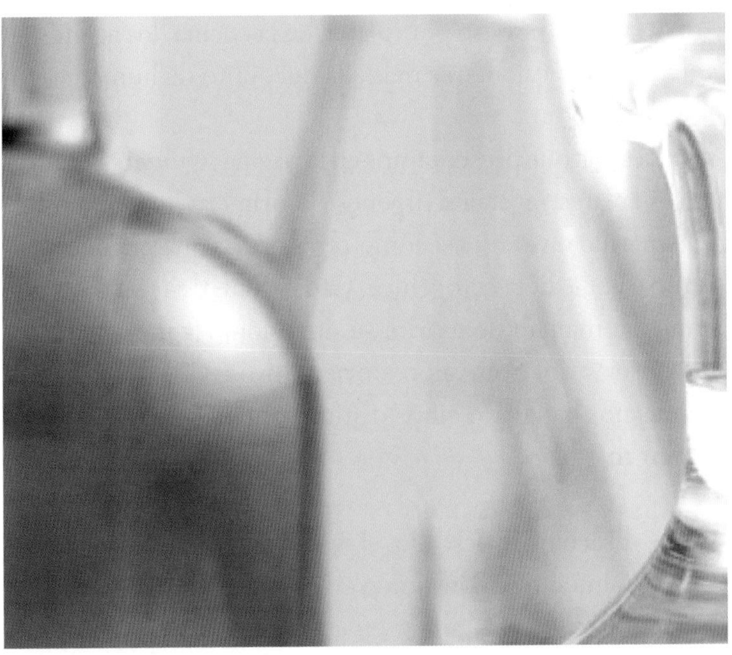

Reglas de conservación

- Aceites vírgenes/no refinados/de primera presión en frío: estos aceites, como el de oliva, por ejemplo, se conservan durante un año como máximo después de la apertura de la botella.

- Aceites refinados/prensados en caliente: solo se conservan durante seis meses después de abrir la botella. Son muy estables en caliente (su punto de calentamiento es superior a 220° C), por lo que resultan ideales para freír o cocinar alimentos a alta temperatura.
- El uso del aceite en la cocina depende, entre otras cosas, de su punto de humeo, es decir, la temperatura a partir de la cual el aceite caliente empieza a humear. Un aceite que echa humo produce sustancias nocivas. Es por eso por lo que, en la cocina, los aceites no deben calentarse más allá del punto de humo.

La tabla que presentamos en la página siguiente te muestra los aceites vegetales vírgenes/de primera presión en frío (en amarillo o verde) así como otras grasas que pueden consumirse en la dieta cetogénica. Cada aceite tiene su punto de humo, su manera de usarlo, su duración y la mejor manera de conservarlo. Son valores orientativos. Cuando nuestras fuentes nos han dado cifras distintas, hemos decidido elegir el valor más bajo.

- El aceite de pescado, el de borraja, el de onagra generalmente se consumen en cápsulas.
- El aceite para aliñar en crudo –de argán, de pipa de calabaza, de avellana, de sésamo–, aunque tenga un deficiente contenido en ácidos grasos, puede usarse en pequeñas cantidades para dar sabor a algunos platos justo en el momento de servirlos. Su tiempo de conservación es muy corto (entre nueve y doce meses en la nevera).

Las materias grasas en la cocina: punto de humo, usos, conservación

	Punto de humo	Usos	Conservación (x meses después de abrirlo)	Mejor lugar para la conservación
Aceites vírgenes/primera presión en frío				
Aceite de almendra	210	F+A	2-3	Nevera
Aceite de cáñamo	120	A+D	9	Nevera
Aceite de coco	175	C+R+ D+F	Hasta 24	Despensa
Aceite de colza	130	A+D	Hasta 12	Despensa
Aceite de germen de trigo	160	A	1-2	Nevera
Aceite de lino	100	A+D	Hasta 1	Nevera
Aceite de nueces	130	A	Hasta 2	Nevera
Aceite de oliva	130	A+D	Hasta 12	Despensa
Aceite de palma	220	F	Hasta 12	Despensa
Aceite de soja	160	A+C	Aprox. 3	Despensa
Otras materias grasas				
Mantequilla	175	C+R	Aprox.	Nevera
Mantequilla clarificada (*ghee*)	175	F+R	9-12	Nevera
Grasa de pato, grasa de oca, manteca de cerdo	120-200	C+F	4-6 Nevera	
Aceite MCT (100%)	120	C	1-2	Nevera
Margarina	170	C+R	Hasta 3	Nevera

A = aliñar. C = cocción. F = fritos/a la sartén.
R = repostería. D = fuente diaria de materias grasas.

Estudios sobre la dieta cetógenica

La web www.clinicaltrials.gov de los *National Institutes of Health* (NIH; en español Institutos Nacionales de la Salud) en Estados Unidos ofrece distintos estudios sobre la dieta cetogénica –solo en inglés.

Si en el campo «Search for studies» se introduce [«ketogenic diet» AND cancer] aparecerán listados todos los estudios correspondientes. Si se hace *click* sobre cada uno de ellos, aparecerá más información al respecto y la persona de contacto.

SOBRE LOS AUTORES

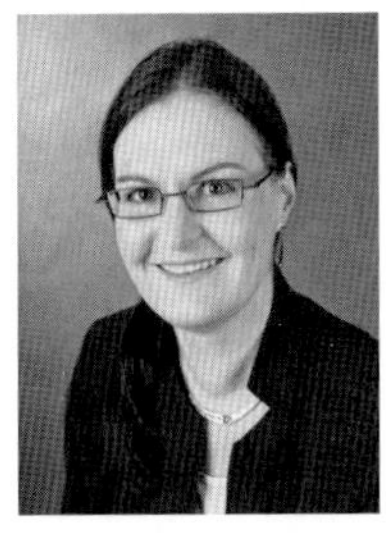

La doctora en Biología Humana Ulrike Kämmerer es bióloga y, junto con su grupo de trabajo de la clínica ginecológica de la universidad Julius Maximilians de Wurzburgo (Alemania), investiga los planteamientos inmunológicos de la biología tumoral y reproductiva. Es pionera en estudios clínicos sobre la alimentación cetogénica y el cáncer.

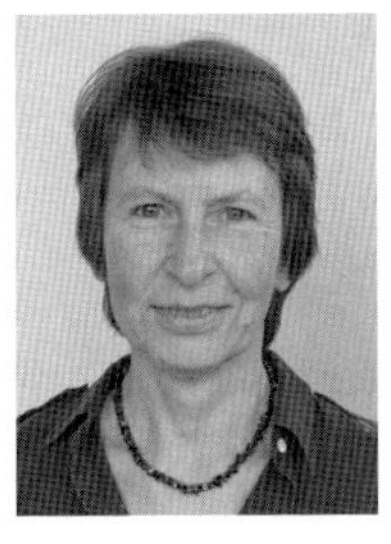

La doctora en Ciencias Naturales Christina Schlatterer es bióloga. El foco principal de su investigación se centra en el reconocimiento de procesos de señalización celular. En la actualidad trabaja en la universidad de Constanza en Baden-Württemberg (Alemania) y desde hace años también es publicista.

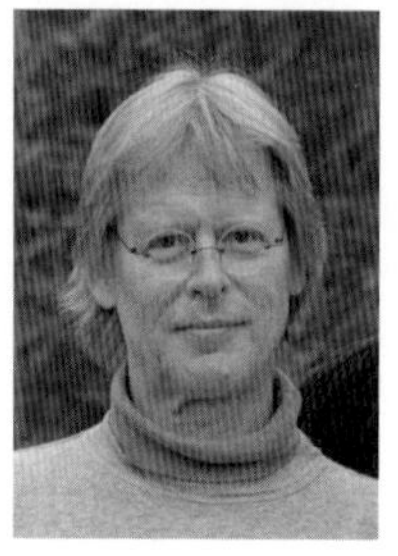

El doctor en Ciencias Naturales Gerd Knoll es biólogo y asesor científico. Además, desde hace años también es publicista y autor especializado, sobre todo en alimentación y cáncer. Su interés principal se centra en el papel de las mitocondrias.

NOTAS

Notas

Notas

ÍNDICE